新生儿常见疾病诊疗学

XINSHENGERCHANGJIANJIBING
ZHENLIAOXUE

主编 高玉春 吉米兰木·萨迪克 李慧

江西科学技术出版社

江西·南昌

图书在版编目（CIP）数据

新生儿常见疾病诊疗学/高玉春, 吉米兰木·萨迪

克, 李慧敏主编.–南昌：江西科学技术出版社,

2019.7（2023.7重印）

ISBN 978-7-5390-6889-3

Ⅰ.①新… Ⅱ.①高… ②吉… ③李… Ⅲ.①新生儿

疾病–常见病–诊疗 Ⅳ.①R722.1

中国版本图书馆CIP数据核字（2019）第149278号

国际互联网（lnternet）地址：

http://www.jxkjcbs.com

选题序号：KX2019045

图书代码：B19121-102

新生儿常见疾病诊疗学　　　高玉春　　吉米兰木·萨迪克　　李慧敏　　主编

出版 发行	江西科学技术出版社
社址	南昌市蓼洲街2号附1号
	邮编：330009　电话：（0791）86623491　　86639342（传真）
印刷	永清县晔盛亚胶印有限公司
经销	各地新华书店
开本	787 mm × 1092 mm　　1/16
字数	120千字
印张	7.5
版次	2019年7月第1版　　2023年7月第2次印刷
书号	ISBN 978-7-5390-6889-3
定价	42.00元

赣版权登字-03-2019-201

前　言

新生儿学是儿科领域中的一个重要组成部分,发展非常迅速,日益受到重视。随着新生儿专业医师队伍不断壮大,新生和专业医疗技术水平有了长足的进步,并积累了丰富的临床经验,危重新生儿的抢救成功率与极低体重儿的成活率均大大提高,但由于新生儿独特的情况和要求较高水平的医疗设备,某些基层医院尚缺乏专业病房和医师,因此在处理新生儿,尤其是危重新生儿时存在着一定的困难。作为儿科专业医生,多年来曾亲眼看见了许多新生儿由于就诊晚,当地医疗条件所限,丧失了有效治疗的机会而造成了终身残疾,甚至死亡。有鉴于此,我们编写了这本《新生儿常见疾病诊疗学》,想通过这本书对一些基层的儿科医务工作者在诊治新生儿疾病时提供帮助。

目 录

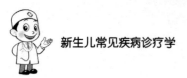

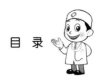

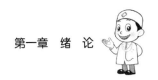

第一章　绪　论

第一节　新生儿科简介

　　新生儿科是医院的重点学科之一,新生儿科设置包括新生儿监护室、母婴病房、新生儿蓝光治疗室。病房设置人性化,内部布置温馨,为母婴营造最舒适的就医环境。

　　监护室内配置:配备一流的诊疗设备:旋转吊塔、新生儿暖箱、蓝光箱、辐射抢救复苏台、LED冷光源黄疸治疗仪、新生儿专用呼吸机、呼吸自救仪、新生儿N-CPAP、新生儿专用心电监护仪、微量注射泵、新生儿喉镜、便携式微量血糖仪、便携式经皮测血氧饱和度仪、美国进口血气分析仪、空氧混合仪,科内检测设备多采用微量血化验,减轻患儿的痛苦。

　　治疗范围:新生儿常见病、多发病及各种危重症的抢救治疗。尤其在新生儿窒息复苏、早产儿、新生儿缺氧缺血性脑病、新生儿高胆红素血症、新生儿吸入综合征、新生儿吸入性肺炎、新生儿消化道出血、新生儿咽下综合征、新生儿感染性肺炎、新生儿低血糖症、新生儿败血症、新生儿脓疱疮、新生儿脐炎、新生儿巨细胞病毒感染、低出生体重儿、足月小样儿等疾病有熟练的救治技术。

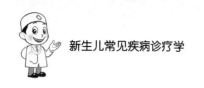

第二节　新生儿科制度

一、新生儿室管理制度

建立健全并严格遵守执行各项规章制度、岗位职责和相关诊疗技术规范、操作流程,保证医疗服务质量及医疗安全。

普通新生儿病室患儿如出现生病体征不稳定、病情危重需要重症监护者,应进行必要的抢救后,及时转入重症监护病房。

应积极采取措施对有感染高危因素的新生儿进行相关病原学检测,避免造成院内感染。

对高危新生儿、传染病或疑似传染病的新生儿、有多重耐药菌感染的新生儿应当采取隔离措施并作标识。

应当严格执行身份确认制度、查对制度,确保诊疗、护理的及时。

严格限制非工作人员的进入,医疗区非卫生专业技术人员不得进入。

病室设备应当定期检查、保养,保持性能良好。

加强消防安全管理,安全使用和妥善保管易燃易爆设备、设施,防止发生火灾事故。

制定并完善各类突发事件应急预案和处置流程,快速有效应对意外事件,提高防范风险的能力,确保医疗安全。

工作人员应当按照病历书写有关规定书写有关医疗文书,严格执行交接班制度。

新生儿病室床位数应满足患儿医疗救治的需要,每床净使用面积不少于 3 平方米,床间距不小于 1 米。

二、新生儿室工作制度

新生儿病房工作人员在医疗活动中,必须遵守医疗卫生管理法律法规,行政法规,部门规章制度和诊疗护理规范,恪守医疗服务职业道德。

新生儿病房属于院感重点区域,非本科室工作人员不得随意进入;定期向家属宣传讲解卫生知识;保持病房整洁,舒适,肃静,安全,杜绝无关人员进入病室,杜绝病房家属之间互窜病房;统一病房陈设,室内物品和床位要摆放整齐,固定位置,未经护士长同意,不得随意挪动;保持病房清洁卫生,注意通风,每日至少打扫两次,每周大清扫一次;医务人员必须穿工作服,帽,护士穿护士鞋;着装整洁,病房内禁止吸烟;医师查房时不得接私人电话,病人不得随意离开病房;所有住院新生儿为避免交叉感染,最多留两名家属陪伴,其余无相关人员不得随意进出新生儿病房;对新生儿所有用品做到一婴一用一更换;治疗室内保持清洁,使用专门的清洁用具,每天用消毒水清洁一次,每周紫外线空气消毒一次,保持室内空气清洁;洁污区严格区分,工作区域划分明确;在病室入口处设置洗手设施,凡是进入新生儿病房工作人员必须更换工作服,做到一接触一消毒,院感工作专人管理,管理者由主治及以上医师和主管及以上护士组成,定期总结病房内感染发生情况,并提出整改意见,有书面记录,有持续整改意见。

新生儿入院时,护士与家属当面做好患儿交代,并做好住院期间注意事项交代工作,做好健康教育。

新生儿病房的药品器械,仪器均应放在固定位置,处于功能状态,并有明显标记,不能任意挪动或外借。有清单和基数。药品器械等用后及时清理消毒,每日检查监护仪器性能,保证安全使用。医护人员应熟练掌握仪器设备药品的使用方法。医务人员应熟练掌握新生儿心肺复苏的基本技能。医务科队医护人员定期培训考核有监管,有记录,并持续改进。

工作人员应坚守岗位,按照专科疾病诊疗护理规范,常规,进行工作。由主治及以上医师和护士按照制度对新生儿病情进行评估。科室制定病情评估/诊断管理流程;对临床医师及护士实施培训,病房工作人员知晓本部门/本岗位的履职要求,记录病情评估/诊断的结果,为诊疗方案提供依据和支持。

医务人员每日进行查房,根据病情制定治疗和护理方案。做好交接班制度,做好床旁交接班制度,做好危重病人抢救制度,疑难病人讨论制度,做好严密观察病情,监护正确,应急处理及时,记录准确无误。

不同病种新生儿应分病室收治。家属按照相关要求照顾患儿,不随意更换留陪家属。

患儿入住,出科应符合指针。实行病情"危重程度评估",每季评价收住新生儿的适宜性,并以患儿病情"危重程度评估"结果,评价临床诊疗质量。评价改进措施的有效性,出院应由主治以上医师查房后方可出院。

三、新生儿危重病例单项指标

凡符合下列指标一项或以上者可确诊为新生儿危重病例:①需行气管插管机械辅助呼吸者或反复呼吸暂停对刺无反应者。②严重心率紊乱,如阵发性室上性心动过速合并心力衰竭、心房扑动和心房纤颤、阵发性室性心动过速、心室扑动和纤颤、房室传导阻滞（Ⅱ度Ⅱ型以上）、心室内传导阻滞（双束支以上）。③弥漫性血管内凝血者。④反复抽搐，经处理抽搐仍持续24h以上不能缓解者。⑤昏迷患儿，弹足底5次无反应。⑥体温≤30℃或>41℃。⑦硬肿面积≥70%。⑧血糖<1.1mmol/L（20mmg/dl）。⑨有换血指征的高胆红素血症。⑩出生体重≤1000g。

四、新生儿外出检查、转院和出院安全制度

对外出检查、转院和出院的患儿，应有护士双人核对患儿手圈识别带和床头卡，内容包括：姓名、性别、年龄、诊断、住院号、床号。

患儿需外出检查时，责任护士应明确患儿检查的项目及时间。通知检查护送人员并与其核对，核对患儿身份识别腕带和床头卡，核对患儿检查的项目名称及检查所需携带的药物。核对后将患儿抱出病室检查，患儿检查完回室后，再次由护送人员和护士双人核对，核对患儿身份识别腕带，无误后，将患儿放至其床位上，继续治疗。

患儿转入时，责任护士应和转入科室的责任护士双向核对，检查患儿的全身皮肤及核对患儿身份识别腕带，内容包括：姓名、性别、年龄、诊断、住院号、床号；并核对患儿所需携带的各类物品：包括胸片、CT片、门诊卡和患儿的药物，核对正确后，责任护士接受患儿。

患儿出院时，责任护士接到出院医嘱后，与另一护士双人核对患儿身份识别腕带和床头卡，内容包括：姓名、性别、年龄、诊断住院号、床号，核对正确后在护理记录单上签名，并剪下身份识别腕带放患儿胸前。抱给家长时，做好记录，指导出院。

五、新生儿病房消毒隔离管理制度

医务人员进入新生儿病房，必须规范洗手，戴口罩、帽子，更换衣服、拖鞋。严格执行相应疾病的消毒隔离及防护措施，必要时穿隔离衣、戴手套等。

病房开窗通风，每日2次，每次30分钟，温湿度适宜，温度：22~24℃，湿度：50%~60%。地面湿式清扫，定时进行空气消毒。发现明确污染时，应立即消毒。患儿出院、转院、转科、死亡后均要进行终末消毒。

患儿的衣服、被单每周更换不少于一次。被血液、体液污染时及时更换，在规定地点清点更换下的衣物及床单元用品。

医护人员在诊治护理不同患儿前后，应规范洗手或用快速手消毒剂擦拭。

各种诊疗护理用品用后按医院感染管理要求进行处理，特殊感染的患者采用一次性用品，用后装入黄色塑料袋内并粘贴标识，专人负责回收。

严格限制探视,以减少交叉感染。探视者必须穿隔离衣、戴口罩及帽子、更换拖鞋。

新生儿病房使用器械、器具及物品应当遵循以下原则:

接触患儿皮肤、黏膜的器械、器具及物品应当一人一用一消毒;呼吸机湿化瓶、氧气湿化瓶、吸痰瓶每日更换清洗消毒;吸痰管一用一灭菌。

患儿使用后的奶头用清水清洗干;高温或微波消毒;奶瓶由配奶室统一回收清洗、高压消毒;盛放奶瓶的容器每日必须清洁消毒;治疗室冰箱及奶制品存储箱要定时清洁与消毒。早产儿暖箱的湿化液每日更换,用毕终末消毒。

床头柜、窗台、暖箱等物体表面用 500mg/L 含氯消毒液擦拭后再用清水擦拭干净,做到一桌一巾,每日 1~2 次,使用后清洗消毒晾干备用。各种仪器表面、门把手、洗手池等物体表面应每天进行清洁擦拭,如有污染随时消毒。

空气、物体表面、医护人员的手、使用中的消毒剂每月做细菌学检测,疾控中心每半年检测一次,必须达标。

新生儿病房每日清洁拖地不少于 2 次,拖布专室专用,如疑似污染用 400~500mg/L 含氯消毒液擦拭。用后消毒液浸泡,并清洗后晾挂备用。

各种医疗废物按《医疗废物管理条例》及有关规定进行分类、处理。

特殊疾病和感染者要按传染病的相关规定实施单间隔离、专人护理,并采取相应消毒措施,同类病人可相对集中。所用物品必须专人专用专消毒,不得交叉使用。

六、新生儿查对制度

新生儿入室时,护理者应仔细检查,核对手圈、吊牌、足印、母亲姓名、婴儿性别。

接班时应逐个核对婴儿。

巡视病房及换尿布时,见手圈、吊牌遗失要及时补上。

晨间护理沐浴时,要常规检查手圈、吊牌是否齐全。

出院时,应检查床号、姓名、性别、病历、手圈、吊牌、足印。

若遇手圈、吊牌遗失或破损者,要求将新生儿与病历核对,准确无误,方可补上,并做好记录备查。

七、新生儿配方奶室管理制度

提供质量安全的配方奶。

做好配方奶粉的管理,放置于阴凉干燥地方密闭保存,专室、专柜存放,保证有效期内使用,放奶室专人管理。每日用 500mg/ml 含氯制剂拖地、擦洗,用三氧机消毒一

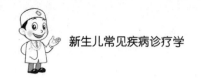

次,每周大清洁一次,防止奶粉的污染。

严格掌握新生儿添加配方奶的指征,遵守医嘱执行。

根据新生儿需要量,使用无菌注射器及胶线,遵守无菌原则,按配方奶使用说明现配现用,避免浪费,保证不被污染。

配奶室内不得放置其任何物品。

第三节　新生儿科学的特点

与其他临床学科相比,新生儿科学有其不同的特点,这些特点产生的根本原因在于新生儿科学研究的对象是儿童。儿童时期是机体处于不断生长发育的阶段,因此表现出的基本特点有三方面:①个体差异、性别差异和年龄差异都非常大。无论是对健康状态的评价,还是对疾病的临床诊断都不宜用单一标准衡量。②对疾病造成损伤的恢复能力较强,常常在生长发育的过程中对比较严重损伤的转归可以为自然改善或完全修复。因此,只要度过危重期,常可满意恢复,适宜的康复治疗常有事半功倍的效果。③自身防护能力较弱,易受各种不良因素影响导致疾病发生和性格行为的偏离,如不能及时干预和康复治疗,往往影响一生,因此应该特别注重预防保健工作。下面从基础和临床两个方面具体说明新生儿科学的主要特点。

一、基础医学方面

解剖:随着体格生长发育的进展,身体各部位逐渐长大,头、躯干和四肢的比例发生改变,内脏的位置也随年龄增长而不同,如肝脏右下缘位置在 3 岁前可在右肋缘下 2cm 内,3 岁后逐渐抬高,6 ~ 7 岁后在正常情况下不应触及。在体格检查时必须熟悉各年龄儿童的体格生长发育规律,才能正确判断和处理临床问题。

机能:各系统器官的机能也随年龄增长逐渐发育成熟,因此不同年龄儿童的生理、生化正常值各自不同,如心率、呼吸频率、血压、血清和其他体液的生化检验值等。此外,某年龄阶段的机能不成熟常是疾病发生的内在因素,如婴幼儿的代谢旺盛,营养的需求量相对较高,但是此时期胃肠的消化吸收功能尚不完善,易发生消化不良。因此,熟悉掌握各年龄儿童的机能变化特点是新生儿科临床工作的基本要求。

病理:对同一致病因素,儿童与成人的病理反应和疾病过程会有相当大的差异,即或是不同年龄的儿童之间也会出现这种差异,如由肺炎球菌所致的肺炎,婴儿常表现

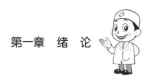

为支气管肺炎,而成人和年长儿则引起大叶性肺炎病变。

免疫:小年龄儿童的非特异性免疫、体液免疫和细胞免疫功能都不成熟,因此抗感染的能力比成人和年长儿低下,如婴幼儿时期 slgA 和 IsG 水平均较低,容易发生呼吸道和消化道感染。因此适当的预防措施对小年龄儿童特别重要。

心理:儿童时期是心理、行为形成的基础阶段,可塑性非常强。及时发现小儿的天赋气质特点,通过训练因势利导促进发育;根据不同年龄儿童的心理特点,提供合适的环境和条件,给予耐心的引导和正确的教养,可以培养儿童良好的个性和行为习惯。

二、临床方面

疾病种类:儿童疾病发生的种类与成人有非常大的差别,如心血管疾病,儿童主要以先天性心脏病为主,而成人则以冠心病为多;儿童白血病中以急性淋巴细胞性白血病占多数,而成人则以粒细胞性白血病居多。此外,不同年龄儿童的疾病种类也有很大差异,如新生儿疾病常与先天遗传和围生期因素有关,婴幼儿疾病中感染性疾病占多数等。

临床表现:新生儿科患者在临床表现方面的特殊性主要集中在小年龄儿童,年幼体弱儿对疾病的反应差,往往表现为体温不升、不哭、纳呆、表情淡漠,且无明显定位症状和体征。婴幼儿易患急性感染性疾病,由于免疫功能不完善,感染容易扩散甚至发展成败血症,病情发展快,来势凶险。因此新生儿科医护人员必须密切观察病情,随时注意细微变化,不轻易放过任何可疑表现。

诊断:儿童对病情的表述常有困难且不准确,但仍应认真听取和分析,同时必须详细倾听家长陈述病史。全面准确的体格检查对于新生儿科的临床诊断非常重要,有时甚至是关键性的。发病的年龄和季节,以及流行病学史往往非常有助于某些疾病的诊断。不同年龄儿童的检验正常值常不相同,应该特别注意。

治疗:新生儿科的治疗应该强调综合治疗,不仅要重视对主要疾病的治疗,也不可忽视对各类并发症的治疗,有时并发症可能是致死的原因;不仅要进行临床的药物治疗,还要重视护理和支持疗法,尤应注意对患儿及其家长进行心理支持。小儿的药物剂量必须按体重和体表面积仔细计算,并且要重视适当的输液出入量和液体疗法。

预后:儿童疾病往往来势凶猛,但是如能及时处理,度过危重期后,恢复也较快,且较少转成慢性或留下后遗症。因此,临床的早期诊断和治疗显得特别重要,适时正确的处理不仅有助于患儿的转危为安,也有益于病情的转归预后。

预防:已有不少严重威胁人类健康的急性传染病可以通过预防接种得以避免,此项工作基本上是在儿童时期进行,是新生儿科工作的重要方面。目前许多成人疾病或老年性疾病的儿童期预防已经受到重视,如动脉粥样硬化引起的冠心病、高血压和糖尿病等都与儿童时期的饮食有关;成人后的心理问题也与儿童时期的环境条件和心理卫生有关。

新生儿医学和儿童保健医学是儿科学中最具特色的学科,其研究内容是其他临床学科极少涉及的方面:新生儿期疾病的种类和处理方法与其他时期有诸多不同,是一个特殊时期;死亡率非常高,占婴儿死亡率的 60% ~ 70% ,儿童保健医学是研究儿童各时期正常体格生长、智力和心理发育规律及其影响因素的学科,通过各种措施,促进有利因素,防止不利因素,及时处理各种偏离、异常,保证儿童健康成长。

由于某些年龄阶段的儿童具有特殊的临床特点,近年来发展出了围生期医学。围生期医学实际上是介于儿科学和产科学问的交叉学科,一般指胎龄 28 周至出生后不满 1 周的胎儿与新生儿,由于此期受环境因素影响颇大,发病率和死亡率最高,而且同妇产科的工作有密切联系,需要两个学科的积极合作来共同研究处理这一时期的问题。

第四节　小儿年龄分期

儿童的生长发育是一个连续渐进的动态过程,不应被人为地割裂认识。但是在这个过程中,随着年龄的增长,儿童的解剖、生理和心理等功能确实在不同的阶段表现出与年龄相关的规律性。因此,在实际工作中将其分为若干期,以便熟悉掌握。

1. 胎儿期

从受精卵形成到胎儿出生为止,共 40 周。胎儿的周龄即为胎龄。母亲妊娠期间如受外界不利因素影响,包括感染、创伤、滥用药物、接触放射性物质、毒品等,以及营养缺乏、严重疾病和心理创伤等都可能影响胎儿的正常生长发育,导致流产、畸形或宫内发育不良等。

2. 新生儿期

自胎儿娩出脐带结扎至 28 天的时期,按年龄划分,此期实际包含在婴儿期内。由于此期在生长发育和疾病方面具有非常明显的特殊性,且发病率高,死亡率也高,因此将婴儿期中的这一个特殊时期单独列为新生儿期。在此期间,小儿脱离母体转而独立生存,所处的内外环境发生根本的变化,但其适应能力尚不完善。此外,分娩过程中的

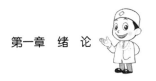

损伤、感染延续存在,先天性畸形也常在此期表现。

3. 婴儿期

自出生到1周岁之前为婴儿期。此期是生长发育极其迅速的阶段,因此对营养的需求量相对较高。此时,各系统器官的生长发育虽然也在继续进行,但是不够成熟完善,尤其是消化系统常常难以适应对大量食物的消化吸收,容易发生营养和消化紊乱。同时,婴儿体内来自母体的抗体逐渐减少,自身的免疫功能尚未成熟,抗感染能力较弱,易发生各种感染和传染性疾病。

4. 幼儿期

自1岁至满3周岁之前为幼儿期。体格生长发育速度较前稍减慢,智能发育迅速,同时活动范围渐广,接触社会事物渐多,语言、思维和社交能力的发育日渐增速。此阶段消化系统功能仍不完善,营养的需求量仍然相对较高,而断乳和其他食物添加须在幼儿早期完成,因此适宜的喂养仍然是保持正常生长发育的重要环节。此期小儿对危险的识别和自我保护能力都有限,因此意外伤害发生率非常高,应格外注意防护。

5. 学龄前期

自3周岁至6~7岁人小学前为学龄前期。此时体格生长发育处于稳步增长状态,智能发育更加迅速,与同龄儿童和社会事物有了广泛的接触,知识面能够得以扩大,自理能力和初步社交能力能够得到锻炼。

6. 学龄期

自人小学始(6~7岁)至青春期前为学龄期。此期儿童的体格生长速度相对缓慢,除生殖系统外,各系统器官外形均已接近成人。智能发育更加成熟,可以接受系统的科学文化教育。

7. 青春期

青春期年龄范围一般从10~20岁,女孩的青春期开始年龄和结束年龄都比男孩早2年左右。青春期的进入和结束年龄存在较大个体差异,约可相差2~4岁。此期儿童的体格生长发育再次加速,出现第二次高峰,同时生殖系统的发育也加速并渐趋成熟。

第五节　儿科学的发展与展望

与西方医学比较而言,我国的中医儿科起源要早得多,自扁鹊"为小儿医"以来已有2400余年,自宋代钱乙建立中医儿科学体系以来也有近900年。此前在唐代已在太医署正规培养5年制少小科专科医生,隋、唐时代已有多部儿科专著问世,如"诸病源候论"和"小儿药证直诀"等,收集论述小儿杂病诸侯6卷255候,建立了中医儿科以五脏为中心的临床辨证方法。16世纪中叶发明的接种人痘预防天花的方法比欧洲发明牛痘接种早百余年。进入19世纪后,西方儿科学发展迅速并随着商品和教会进入我国。

20世纪30年代西医儿科学在我国开始受到重视,至40年代儿科临床医疗规模初具,当时的工作重点在于诊治各种传染病和防治营养不良。由于儿科人才日趋紧缺,儿科学教育应运而生。1943年,我国现代儿科学的奠基人诸福棠教授主编的《实用儿科学》首版问世,成为我国第一部大型儿科医学参考书,标志着我国现代儿科学的建立。

自19世纪至20世纪末,西方儿科学的重大贡献主要在于有效地防治传染病和营养不良方面,两者为当时儿童中死亡的首要原因。对预防多种传染病疫苗的研制成功使得儿童常见传染病的发生率明显下降,婴儿死亡率逐年减少。同时,由于抗生素的不断发展和广泛应用,儿童感染性疾病的发病率和死亡率大幅度地下降。代乳食品和配方乳粉的研究和提供曾经拯救了大量儿童的生命,近年来大力提倡母乳喂养使得儿童的生长发育水平更加提高。

中华人民共和国成立以后,党和政府对于儿童的医疗卫生事业非常关心。在城乡各地建立和完善了儿科的医疗机构,并且按照预防为主的方针在全国大多数地区建立起儿童保健机构,同时普遍办起了各种形式的托幼机构。这些机构对于保障我国儿童的健康和提高儿童的生命质量起了至关重要的作用。通过这些机构,儿童的生长发育监测、先天性遗传性疾病的筛查、疫苗的接种、"四病"的防治得以落实,儿童中常见病、多发病能够得到及时的诊治。

尽管我国儿童目前的主要健康问题从总体上看还集中在感染性和营养性疾病等常见病、多发病方面,由于儿科学的长足进展,但与20世纪相比,这些疾病的发生率和严重性大大降低;并且在某些发达地区,严重的营养不良和急性传染病已经少见:这些疾病谱的变化昭示我国儿科工作者的注意力应该开始向新的领域发展延伸,儿科学的任务不仅要着重降低发病率和死亡率,更应该着眼于保障儿童健康,提高生命质量的远大目标。因此,研究儿童正常生长发育规律及其影响因素的儿童保健学应该受到重视,儿童保健的临床服务应该由大城市逐渐普及到中小城市和社区、乡村,以保证儿童的体格生长、心理健康、智能发育和社会应对能力得到全面均衡的发展。同时,研究儿

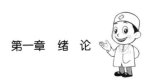

童罹患各种疾病后得以尽量完善恢复的儿童康复医学应该受到重视,儿童时期疾患的后遗症将可能影响今后一生的健康和幸福,而处于生长发育阶段的儿童具有非常强的修复和再塑能力,在适宜的康复治疗下往往可能获得令人难以想象的效果。此外,某些成人疾病的儿童期预防应该受到重视,疾病预防的范围不应仅局限于对感染性疾病,许多疾病在成人后(或在老年期)出现临床表现,实际上发病的过程在儿童期已经开始,如能在儿童期进行早期预防干预,就可能防止或延缓疾病的发生、发展。

　　人类已经步入 21 世纪,这是一个属于生物－社会－医学的年代。分子生物工程学的进展已经为临床诊断和治疗开辟了一条新的道路;生物医药的研究结果已经开始为某些疾病的临床治疗提供了前所未有的效果;重大疾病基因组学和蛋白质组学的研究必将在遗传性、代谢性疾病的治疗和预防方面产生重大突破;医学信息学的进展不仅会在医学影像学方面引起革命性的飞跃,而且可能在更广泛的领域产生深远的影响,比如对基因疫苗的构造分析和修饰等等。医学的进展常常是相关学科革命性突破的连锁反应,而 21 世纪中在生物－医学方面的重大研究成果对儿科学的进展将是影响最大的,因为这些研究必将涉及人类生命和健康的本质性问题,儿科学正是位于这些问题的起始点上。

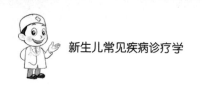

第二章　新生儿常见疾病诊治

第一节　新生儿分类与简易胎龄评估法

一、概要

新生儿是指出生到满 28 天的婴儿。胎儿的成熟不仅取决于胎龄,也与体重密切相关,因此对初生的新生儿应根据胎龄、出生体重和胎龄与体重的关系进行分类,然后根据分类予以不同侧重点的监护和处理。

二、诊断要点

(一)据胎龄分类

足月儿:指胎龄满 37 周至未满 42 周的新生儿。

早产儿:指胎龄满 28 周至未满 37 周的新生儿。

过期产儿:指胎龄满 42 周以上的新生儿。其中有些由于胎盘老化引起胎儿瘦小者,又称过熟儿。

胎龄可根据母亲末次月经计算,也可根据新生儿出生后48h内的外表特征和神经系统检查估计。28 周以下早产儿胎龄评估仍应采用 Dubowitz 法。

(二)根据体重分类

低出生体重儿(LBW):指出生体重不足 2500g 者。其中体重不足 1500g 者称极低出生体重儿(VLBW),不足 1000g 者又称超低出生体重儿(ELBW)。

正常出生体重儿:指出生体重在 2500～3999g 之间者。

巨大儿:指出生体重≥4000g 者

（三）根据体重与胎龄关系分类

小于胎龄儿(SGA):指出生体重在同胎龄平均体重的第 10 百分位以下的新生儿。胎龄已足月而体重在 2500g 以下的新生儿又称足月小样儿。

适于胎龄儿(AGA):指出生体重在同胎龄平均体重的第 10～90 百分位者。

大于胎龄儿(LGA):指出生体重在同胎龄平均体重的第 90 百分位以上的新生儿。

三、护理

（一）足月新生儿的常规护理

足月正常新生儿应与母亲同室,每 8h 观察和记录生命体征和大、小便一次。每天称体重。肌注维生素 K10.5～1mg。

生后半小时内即可开始母乳喂养。无法母乳喂养者可喂以母乳化的配方乳。

皮肤护理:刚出生时可用毛巾或纱布擦去血迹、胎脂和胎粪,24h 后可每天洗澡。勤换尿布,脐部保持干燥。

预防接种:生后 24h 接种乙肝疫苗。3d 内接种卡介苗。

新生儿筛查:苯丙酮尿症、先天性甲状腺功能低下和半乳糖血症生后可作筛查,采血最好在开奶 24h 之后。

（二）小于胎龄儿的护理特点

SGA 儿可有宫内发育不全和营养不良两种类型,前者为非匀称型,后者为匀称型,可通过计算重量指数来区别:重量指数 = 出生体重(g)×100/身长(cm)若 >2.00（胎龄≤37 周）或≥2.2（胎龄 >37 周）为匀称型,反之为非匀称型。非匀称型 SGA 儿系指问题发生在妊娠晚期,如任何原因的胎盘功能不全;而匀称型 SGA 则为妊娠早期问题所致,如染色体畸形、药物、酒精中毒或宫内病毒感染。

SGA 儿比 AGA 儿有较高的发病率和死亡率,如出生时窒息、先天性畸形、宫内感染、低血糖症、红细胞增多症和喂养困难等。

（三）大于胎龄儿的护理特点

LGA 比较容易发生产伤和低血糖症。

糖尿病母亲婴儿(IDMS)是巨大儿最常见的原因,易发生肺透明膜病、红细胞增多症、低钙血症、高胆红素血症、肥厚性心肌病和先天性畸形。

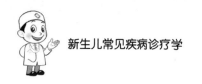

（四）早产儿的护理特点

由于各器官解剖和功能不成熟，早产儿比足月儿需要更多的护理支持，如呼吸支持、保暖、胃管喂养、补液和肠外营养等。

第二节　新生儿呼吸窘迫综合征

新生儿呼吸窘迫综合征，又称新生儿肺透明膜病。指新生儿出生后不久即出现进行性呼吸困难和呼吸衰竭等症状，主要是由于缺乏肺泡表面活性物质所引起，导致肺泡进行性萎陷，患儿于生后 4～12 小时内出现进行性呼吸困难、呻吟、发绀、吸气三凹征，严重者发生呼吸衰竭。发病率与胎龄有关，胎龄越小，发病率越高，体重越轻病死率越高。

一、病因

主要是由于缺乏肺泡表面活性物质所引起，导致肺泡进行性萎陷。

二、临床表现

患婴多为早产儿，刚出生时哭声可以正常，6～12 小时内出现呼吸困难，逐渐加重，伴呻吟。呼吸不规则，间有呼吸暂停。面色因缺氧变得灰白或青灰，发生右向左分流后青紫明显，供氧不能使之减轻。缺氧重者四肢肌张力低下。体征有鼻翼翕动，胸廓开始时隆起，以后肺不张加重，胸廓随之下陷，以腋下较明显。吸气时胸廓软组织凹陷，以肋缘下、胸骨下端最明显。肺呼吸音减低，吸气时可听到细湿啰音。本症为自限性疾病，能生存三天以上者肺成熟度增加，恢复希望较大。但不少婴儿并发肺炎，使病情继续加重，至感染控制后方好转。病情严重的婴儿死亡大多在三天以内，以生后第二天病死率最高。

本症也有轻型，可能因表面活性物质缺乏不多所致，起病较晚，可迟至 24～48 小时，呼吸困难较轻，无呻吟，发绀不明显，三、四天后即好转。

三、检查

（一）血液生化检查

由于通气不良 PaO_2 低，PaO_2 增高。由于代谢性酸中毒血 pH 降低，需定期取动脉血直接检验。代谢性酸中毒时碱剩余减少，二氧化碳结合力下降。疾病过程中血液易出出低 Na、K、和高 Cl,因此需测血电解质。

（二）X 线表现

肺透明膜的早期两侧肺野普遍性透亮度减低,内有均匀分布的细小颗粒和网状阴影,小颗粒代表肺泡的细小不张,网状阴影代表充血的小血管。支气管则有充气征,但易被心脏和胸腺影所遮盖,至节段和末梢支气管则显示清楚。

四、诊断标准

（一）具有发病的高危因素

母孕期患有糖尿病、胆汁淤积、宫内感染、早产、胎膜早破超过 24 小时、宫内窘迫、剖宫产、产时窒息等。

（二）具有 NRDS 临床症状及体征

症状:生后 6 小时内发生进行性加重的呼吸急促（>60/分）。

体征:

发绀、鼻扇、吸气性三凹征和明显的呼气呻吟;

严重时呼吸浅快,呼吸节律不整、呼吸暂停及四肢松弛;

听诊可闻及双肺呼吸音减低。

（三）具有典型的胸部 X 线检查特征

胸片特征性改变是判断 NRDS 严重程度的重要指标之一,但不是早期诊断的必需条件之一。NRDS 胸片特征性改变包括:

Ⅰ级:双肺透光度降低,呈毛玻璃样改变。

Ⅱ级:双肺透光度降低,见明显支气管充气征,心影及肋膈角清楚。

Ⅲ级:双肺透光度明显降低,见明显支气管充气征,心影及肋膈角模糊。

Ⅳ级:全肺透光度严重降低,呈"白肺"样改变。

（四）辅助检查

如果可能,应在生后 1 小时内抽取胃液做泡沫震荡实验。

在使用肺表面活性物质（PS）治疗前及治疗后检测血气分析

尽快完成胸片检查,并在使用 PS 后 6 ~ 12 小时进行复查,必要时增加复查次数。

严重病例应当完善心脏彩超检查,以明确有无肺动脉高压及动脉导管未必。

积极完善血糖、乳酸、电解质、肝肾功等检测,了解患儿机体内环境状态。

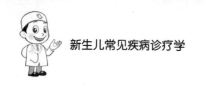
第三节 新生儿败血症

新生儿败血症是新生儿时期一种严重的感染性疾病。当病原体侵入新生儿血液中并且生长、繁殖、产生毒素而造成的全身性炎症反应。新生儿败血症往往缺乏典型的临床表现,但进展迅速,病情险恶成为新生儿败血症的特点。

一、病原菌

依地区而异,我国一直以葡萄球菌最常见,其次是大肠埃希氏菌。近年来随着极低体重儿存活率的提高和气管插管的较为普遍使用,表皮葡萄球菌、克雷白杆菌、枸橼酸杆菌等条件致病菌感染增多。在美国以链球菌感染较多,尤其是 B 组链球菌较为普遍,现 D 组链球菌也有所增加。凝固酶阴性葡萄球菌(CNS)主要见于早产儿,尤其是长期动静脉置管者。金黄色葡萄球菌主要见于皮肤化脓性感染,产前及产时感染以大肠埃希氏菌为主的革兰阴性菌较为常见。气管插管机械通气患儿以革兰阴性菌如绿脓杆菌、克雷白杆菌、沙雷菌等多见。

二、感染途径

产前感染:孕母细菌很少经胎盘感染胎儿,因母免疫力强,且一发病即接受抗生素治疗,况且胎盘有一定屏障作用。胎盘化脓性病变破入羊水,胎儿再吸入感染者更少见。但结核杆菌、李斯特菌、胎儿空弯菌能经胎盘感染胎儿。羊水穿刺或宫内输血消毒不严时可致医源性败血症。

产时感染:胎膜早破、产程延长、细菌上行污染羊水,或胎儿通过产道时吸入吞入该处细菌而使胎儿感染。孕母产道特殊细菌定植,淋球菌,B 组链球菌。分娩环境不清洁,或接生时消毒不严致胎儿感染。

产后感染:最常见,尤其是金黄色葡萄球菌,新生儿皮肤感染如脓包疮、尿布皮炎,及皮肤黏膜破损,脐部、肺部感染是常见病因。对新生儿的不良行为如挑马牙、挤乳房、挤痱疖等,或长期动静脉置管、气管插管破坏皮肤黏膜屏障后使表皮葡萄球菌等易于侵入血循环所致。各种吸痰器、暖箱、雾化器中的水易被绿脓杆菌污染而致医源性感染。

三、病因

由于新生儿免疫系统未成熟,免疫功能较差,极易发生感染,发生感染后很难局限而导致全身广泛炎性反应,病情进展较快。常见病原体为细菌,但也可为霉菌、病毒或原虫等其他病原体。

四、临床表现

可分为早发型和晚发型。早发型多在出生后 7 天内起病,感染多发生于出生前或出生时,病原菌以大肠杆菌等 G－杆菌为主,多系统受累、病情凶险、病死率高。晚发型在出生 7 天后起病,感染发生在出生时或出生后,病原体以葡萄球菌、肺炎克雷伯菌常见,常有脐炎、肺炎等局部感染病灶,病死率较早发型相对低。

新生儿败血症的早期临床表现常不典型,早产儿尤其如此。表现为进奶量减少或拒乳、溢乳、嗜睡或烦躁不安、哭声低、发热或体温不升,也可表现为体温正常、反应低下、面色苍白或灰暗、神萎、体重不增等非特异性症状。

五、检查

外周血常规:白细胞总数升高或降低,中性粒细胞中杆状核细胞比例增加,血小板计数增加。

细菌培养:血培养;脑脊液培养;尿培养;其他分泌物培养。

因新生儿抵抗力低下以及培养技术等原因,培养阴性结果也不能除外败血症。

C 反应蛋白测定:细菌感染后,C 反应蛋白 6～8 小时即上升,当感染被控制后短期内即可下降,因此还有助于疗效观察和预后判断。

六、诊断标准

(一)具有发病的高危因素

凡有产前/产时/产后感染因素者均应考虑。

早产儿/极低出生体重儿。

(二)具有败血症临床症状及体征

1. 局部表现

脐部炎性反应,红肿且伴有脓性分泌物。

2. 全身表现

一般表现为早期出现精神食欲欠佳、哭声减弱、体温不稳定等,发展较快,可迅速进入不吃、不哭、不动、面色不好、神萎、嗜睡。体壮儿常有发热,体弱儿、早产儿常体温不升。如出现以下特殊表现时,常提示败血症。

黄疸:有时是败血症的唯一表现,表现黄疸迅速加重,或退而复现;严重时可发生胆红素脑病。

肝脾肿大:出现较晚,一般为轻至中度肿大;

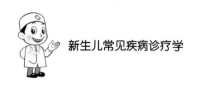

出血倾向:皮肤黏膜瘀点、瘀斑、针眼处渗血不止,消化道出血、肺出血等;

感染性休克:面色苍灰,皮肤呈大理石样花纹,血压下降,尿少或无尿,硬肿症出现常提示预后不良;

其他:呕吐、腹胀、中毒性肠麻痹、呼吸窘迫或暂停、青紫;

可合并肺炎、脑膜炎、坏死性小肠结肠炎、化脓性关节炎和骨髓炎等。

(三)辅助检查

(1)病原菌的检出:应在使用抗生素之前做血培养找细菌,抽血时必须严格消毒;同时作各种感染液的涂片镜检非常重要。

(2)外周血象:白细胞 $< 5 \times 10^9/L$,或 $> 20 \times 10^9/L$,中性粒细胞杆状核细胞所占比例 $> =0.20$,出现中毒颗粒或空泡,血小板计数 $< 100 \times 10^9/L$ 有诊断价值。C - 反应蛋白可升高。

(3)一旦诊断败血症,均需要脑脊液检查明确有无颅内感染。

七、症治疗

(一)抗感染

抗生素的用药原则:①早用药:对于临床上怀疑败血症的新生儿,不必等待血培养结果即应使用抗生素。②静脉,联合给药:病原菌未明确前可结合当地菌种流行病学特点和耐药菌株情况选择两种抗生素联合使用;病原菌明确后,可根据药敏实验选择用药;药敏不敏感但临床有效者可暂不换药。③疗程足:血培养阴性,经抗生素治疗后病情好转时应继续治疗 5 ~ 7 天;血培养阳性,疗程 10 ~ 14 天;有并发症应治疗 3 周以上。④注意药物的毒副作用;1 周以内新生儿,特别是早产儿肝肾功能不成熟,给药次数应减少,每 12 ~ 24 小时给药 1 次,1 周后每 8 ~ 12 小时给药 1 次。氨基糖甙类抗生素因可产生耳毒性以不主张在新生儿期使用。

(二)对症支持治疗

1. 处理严重并发症

抗休克治疗;清除感染源;纠正酸中毒和低氧血症;减轻脑水肿。

2. 支持疗法

注意保温,供给足够热卡和液体,维持血糖和电解质在正常水平。

3. 免疫疗法

静注免疫球蛋白,每天 300 ~ 500mg/kg,3 ~ 5 日。

重症患者可行交换输血,换血量 100 ~ 150ml/kg。

第三章　呼吸科常见疾病诊治

第一节　急性上呼吸道感染

一、概述

急性上呼吸道感染（Acute Upper Respiratory Infection，AURI），简称感冒，是指喉部以上呼吸道的感染，是儿童时期最常见的疾病。它主要侵犯鼻、鼻咽和咽部，可诊断为"急性鼻咽炎""急性扁桃体炎""急性咽炎"。引起上呼吸道感染的病原约90%以上的病原体为病毒，主要有鼻病毒、流感病毒、副流感病毒、肠道病毒，可继发溶血性链球菌、肺炎链球菌、肺炎支原体感染。

二、病史要点

呼吸道症状的发生情况。

全身症状轻重，热度高低，精神食欲状况，有无烦躁不安，或伴发其他系统症状。

高热惊厥者，详细询问惊厥与发热时间的关系。惊厥时的体温、次数和持续时间，惊厥后神志和精神状态、既往惊厥史和家族史。体检中注意体温、神志，有无前囟饱满和脑膜刺激征，以警惕神经系统疾病。

询问病前有无急性呼吸道感染和急性传染病接触史，附近有无流行。同时注意传染病的既往史和预防接种史。

三、体检要点

注意咽部和扁桃体是否充血肿大，有无滤泡（多见于病毒）；表面有无渗出物，黄色脓性渗出物提示链球菌感染,白膜样渗出物提示葡萄球菌可能,也可见于腺病毒,但需排除白喉。注意咽峡和附近有无疱疹及溃疡(疱疹性咽峡炎);

检查有无结合膜充血(咽结合膜热)及渗出物,外耳道流脓,颌下及颈部淋巴结肿大等。

腹痛者应询问部位和轻重,检查中不应有固定压痛或肌紧张等急腹症体征。

四、辅助检查

血常规与C反应蛋白检查:病毒感染一般白细胞偏低或正常,分类以淋巴细胞为主,C反应性蛋白在正常范围;细菌感染则白细胞总数大多增高,分类以中性粒细胞为主,C反应性蛋白增高。

病原学检查:必要时作咽拭子培养或呼吸道病毒免疫荧光检测。

五、诊断要点及鉴别诊断

1. 诊断要点

急性起病,临床表现轻重差异很大。

婴幼儿局部症状常较轻,全身症状较重,部分婴幼儿可于骤然高热初期出现高热惊厥。婴幼儿期可引起中耳炎、鼻窦炎、咽后壁脓肿及颈淋巴结炎,感染向下蔓延可引起支气管炎和肺炎。

年长儿近似成人,全身症状轻而局部症状重,咳嗽头痛、咽痛或腹痛。年长儿链球菌咽峡炎可引起风湿热和肾炎。

2. 两种特殊类型上呼吸道感染

疱疹性咽峡炎:由柯萨奇A组病毒引起,多见于夏秋两季。急性起病、高热、流涎、咽痛、拒食、呕吐等;咽部明显充血,咽腭弓、悬雍垂、软腭等处有2~4mm大小的疱疹,周围有红晕,疱疹破溃后形成小溃疡,病程一周左右。

咽-结合膜热:由腺病毒3、7型引起,多见于春夏季节,可在儿童较集中的地方引起小流行,临床以发热、咽炎、结合膜炎为特征。表现为高热,咽痛,眼部刺痛,咽部充血,一侧或两侧滤泡性结合膜炎,颈部、耳后淋巴结可肿大,病程约1~2周。

3. 鉴别诊断

本症一般3~7日恢复,如持续发热,应注意并发症与其他发热性疾病或麻疹、腮腺炎、沙门氏菌感染等急性传染病鉴别。上呼吸道感染引起的肠系膜淋巴结炎需要与急性阑尾炎鉴别;上呼吸道感染发生高热惊厥需除外颅内感染所致惊厥。

六、病情观察及随访要点

观察随访有无并发症发生：

咳嗽是否加重，有无气急、青紫出现，警惕支气管炎、肺炎发生。

有无声音嘶哑，语音不清，头后仰、发热等喉炎或咽后壁脓肿的表现。

有无耳痛（年长儿）或哭闹不安，用手抓耳（婴儿）及耳壳牵扯疼痛，外耳道流脓，或年长儿头痛伴流脓涕等中耳炎或副鼻窦炎表现。

年长儿恢复期有无尿少，尿色改变等肾炎可疑症状。

七、治疗

适当休息，注意隔离，多饮水，近易消化饮食。

控制感染。本病多为病毒感染，一般不使用抗生素。但年幼病重，有细菌感染可能或有并发症时可选用磺胺药口服或青霉素肌注。病毒唑（三氮唑核苷）为广谱抗病毒药，其滴鼻浓度为 0.5%，每 2 小时滴一次或雾化吸入，或口含服片剂 2 毫克 1 次，4~6 次/日，疗程 3~5 日。金刚烷胺对甲型流感病毒有效，2 毫克/公斤/次，每日二次，一般疗程 3~5 日，不超过 10 天。其制剂流感糖浆（0.5%），1~2 岁用 4 毫升/次，2~4 岁 5~6 毫升/次，4~6 岁 7~8 毫升/次，≥7 岁 9~10 毫升/次，每日二次，疗程同上。

对症治疗：降温：高热时物理降温（温水擦浴），或用退热剂，如对乙酰氨基酚 10~15 毫克/公斤/次或布洛芬 5~10 毫克/公斤/次。婴幼儿可用安乃近滴鼻，每侧鼻孔 1~2 滴。

镇静止惊：烦躁不安或高热惊厥可用苯巴比妥钠 5-8 毫克/公斤/次，肌注或其他镇静止惊剂。

鼻塞：先清除鼻腔分泌物后用 0.5%~1% 麻黄素或萘甲唑啉滴鼻、哺乳前或睡前 15 分钟滴用。

八、预防

增强机体抵抗力，防止病毒侵入是预防上感的关键。

注意体格锻炼，多在户外活动，提高耐寒能力，如冬季冷水洗脸及擦浴。

合理喂养，提倡母乳喂养及时添加辅食，积极防治营养不良，佝偻病，贫血等慢性疾病。

加强护理，气候变化时应及时增添衣被，避免受凉。

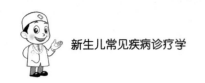

加强卫生宣教,保持室内空气新鲜,少去公共场所以避免接触呼吸道感染患者。

第二节 急性感染性喉炎

一、概述

急性感染性喉炎为喉部黏膜急性弥漫性炎症,以声嘶、犬吠样咳嗽、吸气性喉鸣和呼吸困难为临床特征,引起的喉梗阻常为儿科急症之一。可发生于任何季节,以冬春季常见,多见于婴幼儿,由病毒或细菌感染引起,常见病毒为副流感病毒1型,其他有副流感病毒2、3型、流感病毒、腺病毒、呼吸道合胞病毒。亦可继发于麻疹、百日咳等急性传染病。

二、病史要点

了解有无上感、麻疹等先驱疾病,喉炎发生的时间以及与先驱病的关系。麻疹并发喉炎常由金黄色葡萄球菌引起。

询问发热、声嘶、犬吠样咳嗽,喉喘鸣(哮吼)、吸气性呼吸困难等基本表现,注意其发生和发展过程,严重程度。并与痉挛性喉炎(常夜间突发,重复发作,无全身症状和发热)和喉骨软化症(先天性喉喘鸣,卧位明显,哭声正常,无全身症状,2岁自愈)鉴别。

病后精神、神志状况,有无极度烦躁或转为萎靡,嗜睡、无力等全身衰竭症状。

有无异物吸入史和白喉流行病接触史,注意与喉内异物及咽白喉的鉴别。前者常骤然起病,早期无发热;后者起病缓,中毒症状重,犬吠样咳嗽轻或不显,声嘶、呼吸困难逐渐加重。

三、体检要点

有无鼻扇,发绀,烦躁不安,出汗以及吸气性喉喘鸣,三凹征(以胸骨上凹最明显)等吸气性呼吸困难。安静时抑或活动后出现。

注意心音和心率,呼吸节律与频率,肺部呼吸音有无减低,有无管状呼吸音和啰音。

咽部有无充血,渗出物或假膜,注意其颜色、大小,是否易刮脱。

四、辅助检查

咽部或气管切开分泌物作涂片及细菌培养,注意找白喉杆菌。

与喉异物或喉白喉鉴别困难者,在病儿情况允许时,考虑直接喉镜检查。

五、病情观察及随访要点

密切观察呼吸困难和缺氧程度。药物治疗见效时,通常 12~24 小时好转。继续加重时,做好气管切开准备。

气管切开后,注意气管分泌物量、黏稠度和颜色,必要时反复取分泌物做细菌培养及药物敏感试验。密切观察体温和肺部体征,警惕继发感染,尤其是肺炎的发生。

治愈标准:体温、呼吸正常,犬吠样咳嗽和喉喘鸣消失。气管切开者拔管顺利。

六、诊断要点

诊断要点:急性起病,以声嘶、犬吠样咳嗽、喉喘鸣、吸气性呼吸困难为表现,注意判断喉梗阻程度;

鉴别诊断:需要与先天性喉软骨发育不良、白喉、呼吸道异物、咽后壁脓肿相鉴别。

七、治疗

1. 控制感染

病情严重或发展迅速的病儿多为细菌感染,可选用青霉素、庆大霉素等单用或两种合用。无效或疑为金黄色葡萄球菌感染可给予红霉素,新型青霉素等。

2. 肾上腺皮质激素

有喉梗阻时应用,可使炎症及水肿较快消散。轻症可选用泼尼松口服,重者氢化可的松、甲泼尼龙或地塞米松静滴,剂量偏大,1~3 次症状好转即停用。

3. 对症治疗

雾化吸入布地奈德。

烦躁不安者,酌情给予镇静剂,可交替使用,禁止用吗啡类药物,以免抑制呼吸。

呼吸困难者给氧。

病情较重者注意保证足够的输液量和营养。

4. 气管插管或切开

经上述治疗喉梗阻症状仍无明显好转,以及Ⅲ~Ⅳ度喉梗阻者应及时气管插管或施行气管切开术。

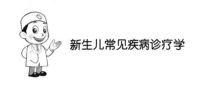

第三节 支气管哮喘

一、概述

支气管哮喘是儿科常见慢性气道变态反应性疾病,由多种炎性细胞(包括嗜酸性粒细胞、肥大细胞、中性粒细胞、T淋巴细胞、气道上皮细胞等)和细胞组分参与的气道慢性炎症。这种气道炎症使易感者对各种激发因子具有气道高反应性,并可引气道狭窄。临床上表现为反复发作性喘息,呼吸困难,胸闷和咳嗽等症状,常在清晨或夜间发作或加重。目前认为:气道慢性炎症、气道高反应性以及可逆性气道阻塞构成了哮喘的三大病理生理特点。其中气道慢性炎症是引起气道高反应性的原因,而气道高反应性是哮喘最基本的特点。

根据临床表现及其肺功能,支气管哮喘分为:①急性发作期:患儿表现为突发咳嗽,喘息,呼气性呼吸困难,烦躁不安,胸闷;体征可见胸廓饱满,叩诊双肺过清音,双肺可闻及哮鸣音,严重时呼吸音降低。②慢性持续期:哮喘患儿没有急性发作,但在相当长的时间内有不同频度和不同程度地出现症状如喘息、咳嗽、胸闷。主要根据白天和夜间临床表现和肺功能进行病情严重程度的评价;③临床缓解期:经过治疗或未经过治疗症状,体征消失,儿童肺功能恢复到第一秒用力最大呼气容量(FEV1)或最大呼气峰流速(PEF)>80%预计值,并维持3月以上。

二、病史要点

既往反复发作和其他变态反应病史。家族中哮喘和变态反应疾病史。

起病缓急、有无精神刺激、疲劳、受惊等诱因。询问有关的先兆症状:感染性者可先有轻微上呼吸道感染;外源性者有胸闷,喉痒,喷嚏,流清涕;食物性者有呕吐、腹痛、腹泻、荨麻疹等。

询问本次哮喘持续时间,是否日轻夜重或持续严重。有无端坐呼吸,烦躁焦虑,冷汗,面色苍白或发绀,了解咳嗽轻重,痰的性质和痰液量。首次发作须注意与哮喘性支气管炎、心源性哮喘、呼吸道异物等鉴别。

院外和既往发作情况,何种解痉药有效。

三、体检要点

体位,精神和神智,面色,指甲黏膜青紫程度。

有无鼻扇,呼气三凹征,呼气延长,两肺呼吸音降低,哮鸣音,鼾音和罗音。同时注意阻塞性肺气肿体征。

哮喘危重状态是指哮喘严重发作,经合理用拟交感神经或茶碱类药物仍不能缓解称哮喘持续状态。应测体温、脉搏、呼吸及血压,注意意识、瞳孔、呼吸节律和深度、肌张力及四肢末梢循环。

四、辅助检查

血、痰中嗜酸性细胞计数:外源性哮喘血、痰中嗜酸性细胞超过 300×10^6。

血清变应原特异性 IgE:哮喘患儿血清变应原特异性 IgE 升高。

皮肤过敏源皮试:哮喘患儿特异性过敏源皮试可为阳性,可了解患儿过敏状态协助诊断。

肺功能检查:肺功能检查对估计是否有气流受限、哮喘的严重程度及疗效判断有重要意义。哮喘患儿的用力肺活量,第一秒用力呼气容积(FEV1)和最大呼气流速(PEF)降低。在给予支气管舒张剂,上述肺功能指标明显改善,增加 12% ~ 15%,表明有可逆性气流受阻,即舒张试验阳性。

支气管激发试验:通过支气管激发试验来判断是否存在气道的高反应性,通常采用药物如乙酰胆碱、组织胺或运动激发。对于 FEV1 大于正常预计值 70% 的疑诊哮喘患儿做支气管激发试验。

胸部 X 线检查:发作期可有肺过度充气,肺纹理增多。合并感染时,出现肺部点片状或片絮状阴影。通过 X 线检查有助于除外其他肺部疾病、先天异常等。

五、诊断要点

1.哮喘的诊断

主要根据病史(包括家族史,个人过敏史)、体征、辅助检查及治疗效果。

儿童哮喘的诊断标准:①年龄 3 岁,喘息反复发作;②发作时双肺闻及呼气相哮鸣音,呼气相延长;③支气管舒张剂有明显疗效;④除外其他喘息、胸闷和咳嗽等疾病。对疑诊病例,可作支气管舒张试验:喘乐宁吸入或 0.1% 肾上腺素 0.01ml/kg 皮下注射 15 分钟后,喘息明显缓解及肺部哮鸣音明显减少,或第一秒用力呼气量上升率为15%,即为支气管舒张试验阳性,可作哮喘诊断。

咳嗽变异性哮喘诊断标准:①咳嗽持续或反复发作 >4 周,常在夜间和清晨发作,运动后加重,痰少,无感染症或长期抗生素无效;②支气管舒张剂可使咳嗽发作缓解(基本诊断条件);③有个人过敏史或家庭过敏史;④气道呈高反应特征,支气管激发试验阳性可作辅助诊断;⑤除外其他原因引起的慢性咳嗽。

2. 鉴别诊断

哮喘的诊断必须除外其他造成引起反复喘息的原因。如:胃食道反流、支气管异物、支气管淋巴结结核、先天性气道畸形(软化、狭窄)、先天性心脏病等。

六、病情观察及随访要点

用支气管舒张剂后大多在一小时或数小时内缓解。记录体位、精神、面色、青紫、呼吸困难和肺部体征的好转情况。

各种支气管舒张剂治疗无效时,应警惕:

①肺部继发感染和并发症:本病肺部体征大多两侧一致,出现体温增高,脓痰、肺部啰音增多或一侧性呼吸音减低时,应考虑肺部感染和并发症发生。应重复血白细胞计数及分类,胸部 X 线检查。

②哮喘危重状态:既往的哮喘持续状态,是指哮喘急性发作经合理使用支气管舒张剂和糖皮质激素等治疗后,仍有严重或进行性呼吸困难的患儿。应定时(2～4 小时)测体温、呼吸、脉搏感和血压,记录出入液量。观察是否极度烦躁或转为无力伴严重哮喘缺氧,双肺呼吸音明显减低,以上提示预后严重,应采取紧急措施。同时分析持续发作的原因是否体液耗损过多,痰稠不易排出,继发感染,精神过度紧张等从而采取相应措施。根据需要重复血白分,血气分析和心电图至哮喘缓解。

③随访中注意该病儿好发季节,诱因,尽可能找出变应原。记录间歇期呼吸、心率、肺部体征,有无慢性非阻塞性肺气肿症状、体征。有条件者测定肺功能。

④症状控制,体征基本消失即可出院。

七、治疗

(一)治疗原则

坚持长期、持续、规范化、个体化。发作期:快速缓解症状、抗炎、平喘;缓解期:长期控制症状、抗炎、降低气体高反应性、避免触发因素、自我保健,全球哮喘防治创议(GINA)提出哮喘长期管理的阶梯式治疗方案。

(二)常用药物

表2-1　治疗哮喘常用药物

快速缓解药物	长期预防用药
1 短效吸入型 β_2 受体激动剂	1 吸入型糖皮质激素

续表

快速缓解药物	长期预防用药
l 短效口服 β2 受体激动剂	长效 β2 激动剂
l 抗胆碱能药物	l 抗白三烯药物
全身性皮质激素	缓释茶碱
l 短效茶碱	色甘酸钠,尼多克罗米,口服激素

1. 糖皮质激素

最有效的抗炎药,作用机制:①干扰花生四烯酸代谢、白三烯、前列腺素合成;②减少微血管渗漏;③抑制细胞因子合成;④增加气道平滑肌对 β2 激动剂的敏感性;⑤降低气道高反应性。作用途径:可通过静脉,口服,吸入等不同途径给药。对急性严重的哮喘发作首选静脉使用琥珀酸氢化可的松或甲泼尼龙,病情缓解后改口服泼尼松。皮质激素吸入疗法具有剂量小、局部抗炎作用强、疗效高和副作用少的优点。年幼儿应配合储雾罐吸入。除二丙酸倍氯米松和丁地曲安西龙外,目前常用丙酸氟替卡松。

2. β2 受体激动剂

可通过激活腺苷酸环化酶增加细胞合成 cAMP,①气道平滑肌松弛而导致支气管扩张;②稳定肥大细胞膜;③增加气道的黏液纤毛清除力;④改善呼吸肌的收缩力。目前用沙丁胺醇溶液或气雾剂。尚有口服 β2 受体激动剂如丙卡特罗,而沙美特罗、福美特罗作为长效 β2 受体激动剂与激素联合应用有效性得到证实。

3. 茶碱

茶碱的作用:①对支气管平滑肌有直接松弛作用;②改善气道纤毛清除作用;③增强呼吸肌收缩力;④兴奋呼吸中枢;⑤增强心肌收缩力。注意茶碱的副作用。

4. 抗胆碱药物

溴化异丙托品雾化溶液:每 1ml 含药物 250μg,2 岁 125μg;＞2 岁 250μg,用生理盐水稀释至 2ml,每日 3～4 次。

5. 白三烯受体拮抗剂

孟鲁司特是一种有效的选择性白三烯受体拮抗剂,＜6 岁 4mg/次,6～14 岁 5mg/次,＞15 岁 10mg/次,每日晚上一次。

6. 抗生素

合并呼吸道细菌感染时,可选择适当的抗生素治疗。

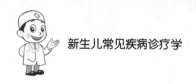

7.哮喘持续状态处理

给氧:一般采用鼻导管给氧和面罩给氧,保持正常的氧分压。

补充液体和纠正酸中毒:用1/5张含钠液纠正失水,防止痰栓形成。

肾上腺皮质激素:根据病情的轻重,可选用氢化可的松 5～10mg/kg 或甲泼尼松每次 1～2mg/kg,每 6 小时 1 次,重复使用。

支气管舒张剂:沙丁胺醇溶液雾化吸入,根据病情每隔 20 分钟吸入一次,连续3～4 次。以后根据病情 1～4 小时可重复吸入治疗;抗胆碱能药物异丙托溴铵联合沙丁胺醇,疗效及安全性已得到证实。

维持水及酸碱平衡:开始按 1/2～1/3 张含钠液,以后用 1/4～1/5 张含钠液维持,一般补液量 50～120ml/kg,见尿补钾。呼吸性酸中毒可通过改善通气,代谢性酸中毒可用碳纠正。

镇静剂:可用水合氯醛口服或苯巴比妥肌肉注射。

机械通气:应用指征:①持续严重的呼吸困难;②呼吸音减低到几乎听不到呼吸音或哮鸣音;③因过度通气和呼吸肌疲劳使胸廓运动受限;④意识障碍,烦躁或抑制,甚至昏迷;⑤吸入 40% 氧发绀无改善;⑥$PaCO_2$(8.6kPa(65mmHg))。

八、预后

与起病年龄、病情轻重、病程长短、治疗方法及家族史有关。大多数经过正规治疗,约 20%～80% 儿童在青春期前后完全缓解。

九、预防

预防哮喘的发作是支气管哮喘现代治疗的重要组成部分。主要的措施有:①哮喘患儿的系统管理;②避免过敏源和诱发因素;③预防呼吸道感染;④哮喘儿童的心理教育。

第四章 神经内科常见疾病诊治

第一节 吉兰－巴雷综合征

一、概述

吉兰－巴雷综合征(Guillain－Barré syndrome,GBS)又称急性感染性多发性神经根神经炎,是目前我国引起小儿急性弛缓性瘫痪的最常见原因。本病是一种急性免疫性周围神经病,感染或疫苗接种可诱发。周围神经内巨噬细胞和淋巴细胞浸润,以及神经纤维脱髓鞘、轴索变性。临床上以进行性对称性弛缓性肢体瘫痪为主要特征,常伴有颅神经受累,Ⅸ、Ⅹ、Ⅻ后组颅神经麻痹时引起吞咽困难,构音障碍和咳嗽无力,易引起吸入性肺炎和窒息。严重时可出现呼吸肌麻痹。本病感觉障碍相对较轻,以主观感觉异常和神经根痛为主。部分患儿可有一过性尿潴留,直立性低血压、窦性心动过速、出汗异常等自主神经功能障碍。病程自限,瘫痪进展期不超过4周,绝大多数患儿于数周或数月恢复,10%～15%患儿于起病后1年遗留不同程度的肌无力,个别患儿(1.7%～5%)急性期死于呼吸衰竭。

二、病史要点

病前2～4周是否有前驱感染(如上呼吸道感染、腹泻、出疹性疾病、流感、病毒性肝炎、传染性单核细胞增多症等)或预防接种史。

起病形式,瘫痪发生的时间,瘫痪的部位和发展(多从双下肢开始,上行性发展,或由双上肢开始,下行性发展),瘫痪的程度和持续进展的时间,尤其应注意是否伴有

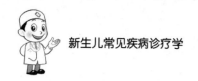

流涎、呛咳、吞咽困难、声嘶、咳嗽无力,以及呼吸困难。

询问有无神经根痛,有无肢体的感觉异常,如手足发麻、疼痛,手套或袜套样的感觉减退。

询问有无一过性尿潴留,有无多汗等。

既往是否有过类似的瘫痪病史。

三、体检要点

全面的神经系统检查,注意四肢肌力降低及其程度、肌张力降低、腱反射减弱或消失、病理征阴性、有无早期出现的肌萎缩。有无颅神经麻痹,尤其是Ⅸ、Ⅹ、Ⅻ后组颅神经。

一般体检中注意血压、呼吸、心率,尤其注意有无呼吸肌麻痹,有无胸式呼吸或腹式呼吸的减弱或消失,有无青紫、呼吸困难及心律失常。

四、辅助检查

脑脊液检查:典型的脑脊液改变呈"蛋白－细胞分离"现象,脑脊液中白细胞计数正常,而蛋白含量增高。"蛋白－细胞分离"于病程后1周逐渐明显,第2、3周达高峰。

神经传导功能检查:运动和感觉神经传导速度减慢、F波缺如或潜伏期延长;或神经传导波幅明显降低。

五、诊断要点

(一)诊断

对于急性进行性对称性弛缓性瘫痪的患儿,应考虑GBS的诊断,结合脑脊液的"蛋白－细胞分离"现象和以脱髓鞘及(或)轴索变性为主要改变的神经传导特点,进一步确诊。

(二)诊断标准

可参考2004年Ryan提出儿童GBS的诊断标准。

(1)GBS的临床表现:进行性、对称性肢体瘫痪。

①起病1周内深部腱反射减弱或消失。

②病程进展不超过4周。

③四肢感觉障碍。

(2)支持GBS诊断的实验室检查及电生理诊断标准:

起病 3 周内,脑脊液中蛋白含量高于 0.45g/L。至少两侧肢体异常神经电生理特点支持急性炎症性多发性神经病变。

①运动神经和感觉神经传导速度减慢(小于年龄正常下限的 80%)。

②传导阻滞或暂时性的复合肌肉动作电位(CMAP)弥散。

③远端潜伏期延长。

④F 波异常(缺失、弥散)。

⑤轴索病变特点:CMAP 波幅缺失;或者感觉神经的动作电位幅度小于年龄正常下限的 80%。

(3)排除 GBS 诊断的特征:

①持续性、非对称性肢体瘫痪。

②有明显的或可感知的感觉平面。

③明显的膀胱括约肌功能障碍和肠道功能紊乱。

④脑脊液中单核细胞数目大于 50/ml。

六、鉴别诊断

1.急性脊髓灰质炎或非脊髓灰质炎肠道病毒感染

脊髓灰质炎系脊髓灰质炎病毒所致脊髓前角细胞病变,以非对称性肢体弛缓性瘫痪(常为下肢单瘫)为特点,无感觉障碍,脑脊液在早期白细胞增多,运动神经传导功能见 H 反射异常,而无传导速度及波幅的改变。大便病毒分离可证实。非脊髓灰质炎肠道病毒感染系由柯萨奇病毒、埃可病毒等肠道病毒感染引起,临床表现与脊髓灰质炎类似,但瘫痪程度较轻,恢复较快,预后相对较好。

2.急性横贯性脊髓炎

脊髓休克期表现为急性弛缓性瘫痪需与 GBS 鉴别,但脊髓休克期后出现上运动神经元瘫痪,同时伴有受损平面以下完全性感觉障碍及持续性括约肌功能障碍,脑脊液蛋白与白细胞均增高,而周围神经传导功能正常,脊髓 MRI 检查可见脊髓肿胀,而不难鉴别。

3.低钾型周期性瘫痪

这是一组与钾代谢有关的少见遗传病,以发作性弛缓性瘫痪为主要表现,伴发作期血清钾变化。根据血钾变化可分为低血钾型、高血钾型及正常血钾型。

4.重症肌无力(全身型)

是一种自身免疫性疾病,主要累及神经肌肉接头处突触后膜的乙酰胆碱受体。表

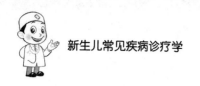

现为活动后加重的全身肌无力,可伴有眼睑下垂和眼球活动受限,或咀嚼无力、吞咽困难,休息后缓解,并具有晨轻暮重的特点,新斯的明试验阳性,有条件者可做重复电刺激试验、乙酰胆碱受体的抗体检测。

七、病情观察及随访要点

(1)瘫痪的进展或恢复。随访肌力和腱反射的变化。

(2)一旦发生呼吸肌麻痹,应严密随访呼吸功能的变化,监测动脉血气分析。

(3)注意有无后组颅神经麻痹,预防吸入性肺炎和窒息。

(4)并发症:注意褥疮、肺不张和肺炎的发生。

八、治疗

(1)急性期卧床休息,勤翻身,注意保持功能位,预防褥疮和坠积性肺炎。

(2)注意营养及水、电解质平衡。吞咽困难者给予鼻饲饮食。

(3)保持呼吸道通畅,维持正常通气功能,出现呼吸肌麻痹或窒息时,需要气管插管和机械通气。

(4)IVIG:400mg/kg/d,连用 5 天,或总剂量 2g/kg,在 1～2 天静脉滴注。

(5)血浆置换:安全有效,但需专用设备,价格昂贵,儿科应用受限。

(6)肾上腺皮质激素:无明显疗效,有可能减轻根痛。

(7)康复治疗:恢复期加强肢体功能锻炼,促进瘫痪恢复,预防肌萎缩和关节挛缩。

第二节　急性横贯性脊髓炎

一、概述

急性横贯性脊髓炎又称急性横贯性非特异性脊髓炎(不包括病毒性脊髓炎、化脓性脊髓炎、结核性脊髓炎、真菌性脊髓炎、梅毒性脊髓炎等特异性脊髓炎),是一原因尚不明确、急性或亚急性起病、进展迅速的横贯性炎性脊髓损害。目前多认为本病可能为各种感染或预防接种所诱发的免疫介导性疾病。病变可累及脊髓的任何节段,以胸髓最常受累。临床上以双侧肢体无力(双下肢截瘫最为多见),伴受损平面以下完全性感觉障碍(传导束型感觉障碍),以及持续性的括约肌功能障碍为特点。肢体瘫痪程度因病变程度而不同,主要为上运动神经元瘫痪,疾病早期可出现脊髓休克,表现为肌张力降低、腱反射消失、病理反射阴性等弛缓性瘫痪的特点,脊髓休克期持续数天到数周不等。高位颈髓病变者可出现呼吸功能障碍而需要人工辅助呼吸。本病预后差异大,约44%预后良好,约33%可独立行走但存在痉挛性步态、感觉障碍或括约肌功能障碍,23%患儿遗留严重后遗症不能独立行走。

二、病史要点

病前2~4周是否有前驱感染(如上呼吸道感染、腹泻、出疹性疾病、流感、病毒性肝炎、传染性单核细胞增多症、HIV 等)或预防接种史(若狂犬病、破伤风、麻疹、乙肝疫苗等)。

起病形式,是否伴有发热,是否有后背及下肢疼痛,病前是否有明确的外伤史。

瘫痪发生的时间,瘫痪的部位(截瘫或四肢瘫),瘫痪的程度和进展,尤其应注意是否伴有流涎、呛咳、吞咽困难、声嘶、咳嗽无力,以及呼吸困难。

感觉障碍的表现和进展。

括约肌功能障碍:是否有持续性的尿潴留、大小便失禁或便秘。

三、体检要点

运动障碍:注意四肢肌力、肌张力、腱反射、病理征的检查。

感觉障碍:全面的浅深感觉检查。

脊柱:外观有无畸形,脊柱旁有无包块,有无脊柱压痛。

颅神经:尤应注意Ⅸ、Ⅹ、Ⅻ后组颅神经有无麻痹表现。

呼吸肌:肋间肌和膈肌功能。

一般体检中注意血压、呼吸、心率,尤应注意有无青紫、呼吸困难及心律失常。

四、辅助检查

脑脊液:半数以上患儿脑脊液可有轻度白细胞数增多和蛋白升高,糖及氯化物正常,病原学检查阴性。感染诱发者可有脑脊液 IgG 合成率升高。

神经电生理检查:体感诱发电位(SEP)常有异常,运动神经传导速度(NCV)正常,可与周围神经疾病相鉴别;视觉诱发电位(VEP)正常,可与视神经脊髓炎、多发性硬化相鉴别。

脊髓 MRI:可显示脊髓病变的部位、范围和性质,排除脊髓占位性病变。患儿受累节段脊髓肿胀,脊髓内呈斑片状或纵行梭形长 T1 长 T2 异常信号,部分患儿 MRI 无特

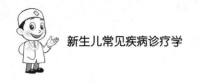

异性改变。

五、诊断要点

（一）诊断

对于以双侧肢体无力，伴受损平面以下完全性感觉障碍以及持续性括约肌功能障碍的患儿，应考虑急性横贯性脊髓炎的诊断，根据2002年横贯性脊髓炎协作组所制定的诊断标准，符合全部纳入标准且不具备任何排除标准者，可确诊。

1. 纳入标准

（1）由于脊髓原因引起的感觉、运动及自主社神经功能障碍。

（2）症状和（或）体征的双侧性（不必完全对称）明确的感觉平面。

（3）通过影像学排除脊髓受压（MRI或脊髓造影）。

（4）CSF细胞增多/鞘内IgG合成率增高/MRI显示增强信号均提示脊髓内炎症，如起病时不符合上述炎症特点，应在起病2～7天内重复MRI或腰穿。

（5）出现症状后4小时～21天进展至高峰（假如患者因症状从睡眠中觉醒，症状应在醒后更加加重）。

2. 排除标准

（1）在过去10年中的脊髓放射史。

（2）符合脊髓前动脉血栓的明确血管分布区的功能障碍。

（3）与脊髓动静脉畸形符合的脊髓表面异常血管流空。

（4）结缔组织病的血清学和临床证据（如类肉瘤病、白塞病、干燥综合征、SLE、混合结缔组织病等）。

（5）中枢神经系统梅毒、莱姆病、HIV、HTLV－1、支原体及其他病毒感染（HSV－1、HSV－2、EBV、HHV－6、肠道病毒等）的临床表现。

（6）脑MRI异常提示多发性硬化。

（7）视神经炎病史。

（二）鉴别诊断

（1）吉兰－巴雷综合征：又称急性感染性多发性神经根神经炎，临床以急性对称性弛缓性瘫痪，非传导束性感觉障碍（主观感觉异常），一过性括约肌功能障碍，运动神经传导功能异常，脑脊液呈"蛋白－细胞分离"为特点。

（2）急性脊髓灰质炎或非脊髓灰质炎肠道病毒感染：脊髓灰质炎系脊髓灰质炎病毒所致脊髓前角细胞病变，以非对称性肢体弛缓性瘫痪（常为下肢单瘫）为特点，无感觉障碍,脑脊液在早期白细胞增多,运动神经传导功能检测可见 H 反射异常,大便病毒分离可证实。非脊髓灰质炎肠道病毒感染系由柯萨奇病毒、埃可病毒等肠道病毒感染引起,临床表现与脊髓灰质炎类似,但瘫痪程度较轻,恢复较快,预后相对较好。

(3)视神经脊髓炎:除脊髓病变外,伴有视力下降或视觉诱发电位异常,系多发性硬化的一种亚型,视神经病变可出现在脊髓病变前、同时或之后。

(4)脊髓血管病:起病急骤,脊髓缺血常表现为脊前动脉综合征,除截瘫、持续性括约肌功能障碍外,伴有分离性感觉障碍(痛温觉丧失而深感觉存在);脊髓出血则常由外伤或血管畸形引起,脊髓 MRI 及脊髓血管造影助诊。

(5)椎管内肿瘤:起病缓慢,常以根痛或运动障碍为首发症状,其后逐渐出现脊髓压迫症状,脊髓 MRI 示椎管内占位。

六、病情观察及随访要点

瘫痪的进展或恢复,随访肌力和腱反射、病理征的变化。

感觉障碍的进展或恢复,随访感觉平面的变化。

括约肌功能障碍的恢复。

一旦发生呼吸肌麻痹,应严密随访呼吸功能的变化,监测动脉血气分析。

并发症:注意预防肺不张、坠积性肺炎、褥疮的发生,留置导尿者应注意预防尿路感染。

七、治疗

糖皮质激素:尚有争议,多数研究认为有助于改善预后。甲泼尼松 15 ~ 20mg/kg/d,连用 3 ~ 5 天,其后改为强泼尼松 1 ~ 1.5mg/kg/d,足量 2 周后逐渐减量,总疗程 1 ~ 2 月。

IVIG:400mg/kg/d,连用 3 ~ 5 天。

神经营养药物。

急性期卧床者,勤翻身,注意营养和预防感染。

尿潴留者应定时按压膀胱帮助排尿,无效者留置尿管导尿,定时开放尿管并予以膀胱冲洗。加强膀胱和直肠功能训练。

康复训练,加强肢体功能训练和锻炼,辅以按摩、针灸、理疗,促进瘫痪恢复。

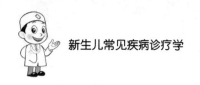

第三节　热性惊厥

一、概述

热性惊厥(Febrile Seizures,FS)是小儿时期最常见的惊厥病因,儿童期患病率2%～5%,在小儿各类惊厥中占30%。热性惊厥的发作与颅外发热性疾病中体温骤然升高有关,70%以上的热性惊厥发生于上呼吸道感染初期。目前热性惊厥的定义尚未完全统一,一般认为3个月到5岁的婴幼儿(常见发病年龄为6个月～3岁,高峰年龄为生后18个月,),体温在38℃以上时突然出现惊厥,并排除颅内感染和其他导致惊厥的器质性和代谢性疾病,既往无热惊厥史者,可诊断为FS。

大多数FS的临床经过及预后良好,大约30%～40%的患儿可出现FS复发,严重的FS(如热性惊厥持续状态)也可引起不同程度的脑损伤,导致脑组织水肿、海马硬化萎缩及神经元变性坏死等,与日后情感行为异常、学习困难、智能发育落后及颞叶癫痫等存在一定的联系。

每例FS患儿复发情况变化很大,取决于遗传和环境因素(如反复感染高热)的相互作用。大多研究认为FS复发的危险因素有:①有FS或癫痫家族史;②首次FS的年龄<18个月;③低热出现惊厥;④发热早期出现惊厥。

发生FS持续状态的危险因素包括:①首次FS年龄小;②首次FS为部分性发作;③有癫痫家族史。如果首次FS持续时间长,FS复发往往持续时间也长。

部分FS患儿可能继发癫痫,尤其是具有以下危险因素者:①复杂性热性惊厥;②有癫痫家族史;③惊厥发作前已经有运动智能发育落后。具有的危险因素越多,FS复发或继发癫痫的可能性越大。

二、病史要点

发热初期(常在发热24小时内)体温骤升时突然出现的急性惊厥发作。

初发年龄、惊厥前后体温、惊厥发作形式、持续时间、一次热程中的惊厥次数及惊厥发作后表现。

复发者应询问复发次数、每次复发时的惊厥类型及持续时间。

是否伴有头痛、呕吐、持续意识障碍、肢体活动障碍等脑病症状。

伴随感染(如上呼吸道感染、腹泻、出疹性疾病、中耳炎等)及全身情况。

有无围生期脑损伤、有无颅内感染及外伤史,有无智力、运动发育的障碍。

有无热性惊厥、癫痫、智力低下及其他遗传代谢病家族史。

三、体检要点

一般体检中注意体温、呼吸、心率、血压,注意有无循环衰竭。

全身体检:注意原发病体征,有无皮疹、外耳流脓、咽峡炎,注意肺部体征,必要时直肠指检。

神经系统检查:包括头围、有无异常皮肤损害(色素脱失、牛奶咖啡斑等),注意有无意识障碍、脑膜刺激征、病理反射及肌力、肌张力的改变。

四、辅助检查

(1)血液生化检查:若疑为低血糖、低血钙、低血钠及酸中毒等代谢性病因时,应完善相关的生化学检查。

(2)病原学检查:血、尿、便常规检查及血、尿、便、呼吸道分泌物等相关的细菌、病毒学检查有助于确定发热疾病的性质。

(3)脑脊液:临床上疑有颅内感染时,尤其是婴幼儿期首次热性惊厥,可行脑脊液检查与颅内感染鉴别。按美国儿科学会推荐6个月以内的小婴儿常需要进行脑脊液检查(除外颅内感染)。

(4)脑电图:有助于鉴别癫痫,一般在热退热后1周检查,以除外发作后一周内可能出现短暂慢波背景改变。

(5)头颅CT或MRI检查:有明显定位体征者,常需要进行头颅影像学检查。若需与先天性脑发育异常、脑出血、颅内感染、某些遗传性疾病如结节性硬化症、甲状旁腺功能低下等疾病鉴别时,行头颅影像学检查有助于相关诊断。

五、诊断要点

1. 诊断要点

(1)年龄:6个月到5岁;

(2)发热初期所致惊厥发作;

(3)需除外颅内感染和其他导致惊厥的器质性或代谢性异常。

2. 分型标准

临床上主要根据惊厥发作形式、发作持续时间、发作次数将热性惊厥分为单纯性热性惊厥和复杂性热性惊厥。

(1)单纯性热性惊厥:全身性发作,持续时间<15分钟,24小时内无复发;不伴神经系统异常(如围产期脑损伤、神经运动发育异常、既往有无热惊厥史)。

(2)复杂性热性惊厥:局限性或不对称发作,持续时间>15分钟,24小时内发作≥2次;(符合以上标准之一);和伴有发作后神经系统异常征象(如Todd's麻痹),或发作前有神经系统发育异常。

3.鉴别诊断

(1)中枢神经系统感染:婴幼儿多见,常有发热等感染中毒症状,有惊厥、意识障碍等急性脑功能障碍表现,伴前囟膨隆、头痛、呕吐等颅内压增高,脑膜刺激征或病理征阳性,脑脊液检查有助于鉴别诊断。婴幼儿患脑膜炎时临床表现常不典型,易被误诊,故2岁以下首次热性惊厥发作患儿,尤其应注意与中枢神经系统感染相鉴别。

(2)中毒性菌痢:夏季为高峰季节,起病急骤、发展迅速、极为凶险,主要发生在2~7岁儿童,临床以严重毒血症为主要表现,病初肠道症状轻甚至缺乏。根据其临床表现可分为休克型、脑型和混合型,粪便检查或直肠指检有助于鉴别诊断。

(3)全身性代谢紊乱:低血糖、低血钙、低血钠等常引起婴儿惊厥,诊断时应注意鉴别,相关血生化检查不难鉴别。

(4)癫痫:癫痫是一组由于多种病因导致的神经元反复异常放电所致的慢性脑功能障碍,临床上出现反复两次或两次以上的痫性发作,具有慢性、反复发作性及刻板性特点,而不伴明显感染中毒症状。脑电图可见发作间期或发作期痫性放电。目前已证实部分热敏感性癫痫综合征与热性惊厥存在某些遗传学联系,尤其是全面性癫痫伴热性惊厥附加症、婴儿严重肌阵挛癫痫。

六、病情观察及随访要点

(1)急性期密切观察随访生命体征变化,警惕呼吸道分泌物增多引起窒息。

(2)记录体温、意识和神经系统体征的变化。大多数患儿惊厥持续时间短暂,很快自行缓解,只要及时治疗原发病及注射或口服退热剂,多数惊厥不再复发。

(3)随访脑电图改变,有无复发或转变为无热惊厥(癫痫)。

(4)根据患儿的临床特征,评估是否具有FS复发或继发癫痫的危险性,并对患儿家长进行宣教;决定是否需要进行药物预防。

七、治疗

(1)针对引起发热的感染性疾病进行抗感染治疗(遵循儿科用药的方法);

(2)惊厥发作时止惊治疗:安定0.3~0.5mg/Kg/次(总量<10mg/次,推注速度<

1mg/min），或咪达唑仑 0.1～0.3mg/Kg/次，静脉缓推或直肠给药，必要时 15～20 分钟后可重复用药；发作频繁者可合用苯巴比妥 5～8mg/Kg/次；

（3）对症治疗，加强降温处理（物理或药物降温）。

八、预防

具有热性惊厥复发危险因素，尤其是对已经有复发者，临床上可采用间歇短程预防性治疗，或长期口服抗癫痫药物预防复发。

（1）间歇短程预防性治疗：适应证为：首次 FS 后有 FS 复发危险因素者；②无复发危险因素，但已有 FS 复发者也可应用间歇短程预防性治疗。具体方法为平时不用药，在患儿每次患发热性疾病时口服地西泮，或直肠注入地西泮（溶液或栓剂）。若 8h 后仍发热，可再次直肠注入或口服地西泮 0.5～1mg/kg/天，每 8h 后重复给药，发热初期 48～72 小时内给药。间歇短程预防性治疗的疗程一般为 2 年，或用至患儿 4～5 岁。

（2）长期口服抗癫痫药物：FS 患儿长期口服抗癫痫药物的指征尚存在争议。Fukuyama 等制定的 FS 处理指南中指出，对于既往热性惊厥持续时间 >15min 或已有 2 次以上体温 <38℃ 发作者，若不能保证发热时及时使用间歇短程预防性治疗或间歇短程预防性治疗无效者，可建议长期口服抗癫痫药物预防发作。选择苯巴比妥 3～5mg/(kg·d) 或丙戊酸钠 20～30mg/(kg·d) 口服，使稳态血药质量浓度维持在有效范围。疗程一般 2 年，服药期间应注意药物的不良反应。

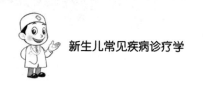

第五章 心血管内科常见疾病诊治

第一节 动脉导管未闭

小儿动脉导管未闭(PDA)是动脉导管在出生后未闭合而持续开放的病理状态。在胎儿循环时,胎儿时期肺动脉的大部分血流经开放的动脉导管流至降主动脉。出生后呼吸建立,动脉血氧升高,使动脉导管收缩,又因肺动脉压力下降,体循环压力加大,因而使通过动脉导管的血量显著减少反有少量左向右分流,至出生后数小时至数天,导管在功能上先闭合。再经 1~2 个月时,绝大部分婴儿在解剖学上也已闭合。如此时导管继续开放,并出现左向右的分流,即构成本病。导管的大小和形态各不相同,直径多为 0.1~1.0cm,长 0.7~1.0cm。形态呈漏斗状、管状、窗状或动脉瘤状。

一、病因

动脉导管是胎儿循环中不可缺少的部分。婴儿出生后随着第 1 次呼吸的建立,血氧浓度急剧上升,可使动脉导管壁肌肉发生收缩而关闭。一般在生后第 1 天动脉导管大多已呈功能性关闭,但在 7~10 天内可由于缺氧等原因而重新开放。解剖上的闭塞则常需在 1 岁左右方能完成。组织学上的变化是先由内皮细胞形成的血管内膜垫突向动脉导管腔,然后内膜下层出血和坏死,结缔组织增生,瘢痕形成,最终导致动脉导管腔永久闭塞,而形成一条索带状的残余。若动脉导管持续开放,构成主动脉和肺动脉间不应有的通道,即称动脉导管未闭(PDA)。

二、诊断要点

（1）病史：可有反复呼吸道感染、乏力、发育迟缓、发现心脏杂音等，轻者可无症状。病程早期常有上呼吸道感染病史，中期可有心悸、气短，晚期可有发绀、杵状指（趾）等表现。

（2）体征：听诊可有胸骨左缘第1～2肋间连续性机械性杂音，粗糙、传导广、伴震颤，婴幼儿期或晚期病例常仅有收缩期杂音。可伴有周围血管征。

（3）辅助检查：心电图、胸部X线平片、超声心动图等。

心电图：正常或左室肥厚表现，大分流量时双心室肥厚表现，晚期右室肥厚心电图表现。

胸部X线平片：肺血增多，左室或左、右室增大，肺动脉段突出，主动脉结增宽。

超声心动图：主肺动脉分叉与降主动脉之间异常通道分流即可确诊。

（4）鉴别诊断：注意与主-肺动脉间隔缺损、冠状动静脉瘘、主动脉窦瘤破裂进行鉴别。

三、治疗：经皮动脉导管未闭堵闭术

（一）适应证

1. Amplatzer法

（1）左向右分流不合并需外科手术的心脏畸形的PDA；PDA最窄直径≥2 0mm；年龄：通常≥6个月，体重≥4kg。

（2）外科术后残余分流。提示：≥14mm的PDA，其操作困难，成功率低，并发症多，应慎重。

2. 弹簧栓子法

（1）左向右分流不合并需外科手术的心脏畸形的PDA；PDA最窄直径（单个Cook栓子≤2.0mm；单个pfm栓子≤3mm）。年龄：通常≥6个月，体重≥4kg。

（2）外科术后残余分流。

（二）禁忌证

1. Amplatze法

（1）依赖PDA存在的心脏畸形。

（2）严重肺动脉高压并已导致右向左分流。

（3）败血症，封堵术前1个月内患有严重感染。

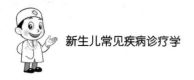

2. 弹簧栓子法

（1）窗型 PDA。

（2）余同上。

（三）操作方法

1. 术前准备

（1）心电图、X 线胸片、超声心动图。

（2）相关化验检查。

2. 诊断性心导管术

局麻或全麻下穿刺股静脉行右心导管检查；穿刺股动脉行降主动脉左侧位造影，测量 PDA 直径，了解其形态及位置。

3. 操作步骤

（1）Amplatze 法：选择比所测 PDA 最窄直径大 2～4mm 的封堵器（小儿可达 6mm），将其安装于输送钢丝的顶端，透视下沿输送鞘管将其送至降主动脉。待封堵器的固定盘完全张开后，将输送鞘管及输送钢丝一起回撤至 PDA 的主动脉侧。然后固定输送钢丝，仅回撤输送鞘管至 PDA 的肺动脉侧，使封堵器的腰部完全卡于 PDA 内。10min 后重复主动脉弓降部造影，若证实封堵器位置合适、形状满意，无或仅有微至少量残余分流，且听诊无心脏杂音时，可操纵旋转柄将封堵器释放，重复右心导管检查，测左肺动脉 - 主肺动脉和升主动脉 - 降主动脉压。后撤出鞘管压迫止血。

（2）弹簧栓子法：①经股静脉顺行法：穿刺股静脉插入端孔导管经 PDA 入降主动脉；选择适当直径的可控弹簧栓子经导管送入降主动脉，将 3～4 圈置于 PDA 的主动脉侧，1 圈置于 PDA 的肺动脉侧。10min 后重复主动脉弓降部造影，若证实封堵弹簧栓子的位置合适、形状满意、无残余分流时，可操纵旋转柄将弹簧栓子释放。重复右心导管检查后撤出鞘管压迫止血。②经股动脉逆行法：穿刺股动脉插入端孔导管经 PDA 入主肺动脉；选择适当直径的可控弹簧栓子经导管送入肺动脉，将 3/4～1 圈置于 PDA 的肺动脉侧，其余几圈置于 PDA 的主动脉侧。若弹簧栓子位置、形状满意后可操纵旋转柄将弹簧栓子释放。10min 后重复主动脉弓降部造影，成功后撤出导管，压迫止血。（注意：应严格按照各种产品使用说明操作）。

四、疗效评价

经主动脉弓降部造影观察，若封堵器或弹簧栓子位置恰当，无或仅有微至少量残余分流为效果良好。

五、术后处理

(1)卧床。

(2)预防用抗生素。

(3)术后 24 小时,1、3、6 及 12 个月复查超声心动图、心电图及 X 线胸片。

第二节　病毒性心肌炎

小儿病毒性心肌炎,病毒侵犯心肌,引起心肌细胞变性、坏死和间质性炎症,称为病毒性心肌炎。近年来发病逐渐增多,各年龄均发病,但以学龄前及学龄儿童多见,好发于夏、秋季。多数病例在起病前 1～2 周或同时有上呼吸道感染或消化道感染的前驱病史。临床表现轻重不一,轻者仅似"感冒"样表现,或表现为乏力、多汗、心悸、胸闷等不适。重者很快出现心力衰竭、心源性休克、严重心律失常甚至猝死。本病若得到及时有效的综合治疗,绝大多数患儿预后良好。

一、病因

多种病毒都可以引起病毒性心肌炎,以肠道病毒最常见。其他为柯萨奇病毒 B (1～6 型)、埃可病毒、脊髓灰质炎病毒、流感、副流感病毒、腮腺炎病毒及麻疹、风疹和单纯疱疹病毒等。最近研究资料表明,腺病毒是病毒性心肌炎的主要病因之一。

二、诊断要点

(一)临床诊断依据

(1)心功能不全、心源性休克或心脑综合征。

(2)心脏扩大(X 线或超声心动图检查具有表现)。

(3)心电图改变:以 R 波为主的 2 个或 2 个以上主要导联(Ⅰ、Ⅱ、aVF、V5)的 ST－T 改变持续 4 天以上伴动态变化,窦房传导阻滞、房室传导阻滞,完全性右或左束支阻滞,成联律、多形、多源、成对或并行性期前收缩,非房室结及房室折返引起的异位性心动过速,低电压(新生儿除外)及异常 Q 波。

(4)CK－MB 升高或心肌肌钙蛋白(cTnI 或 cTnT)阳性。

(二)病原学诊断依据

(1)确诊指标:在患儿心内膜、心肌、心包(活检、病理)或心包穿刺液中,发现以下之一者可确诊心肌炎由病毒引起:①分离到病毒;②用病毒核酸探针查到病毒核酸;③特异性病毒抗体阳性。

(2)参考依据:有以下之一者结合临床表现可考虑心肌炎系病毒引起。

①自患儿粪便、咽拭子或血液中分离到病毒,且恢复期血清同型抗体滴度较第一份血清升高或降低 4 倍以上。

②病程早期患儿血中特异性 IgM 抗体阳性。

③用病毒核酸探针自患儿血中查到病毒核酸。

(三)确诊依据

(1)具备临床诊断依据两项,可临床诊断为心肌炎。发病同时或发病前 1~3 周有病毒感染的证据支持诊断的患者。

(2)同时具备病原学确诊依据之一,可确诊为病毒性心肌炎,具备病原学参考依据之一,可临床诊断为病毒性心肌炎。

(3)凡不具备确诊依据,应当给予必要的治疗或随诊,根据病情变化,确诊或除外心肌炎。

(4)应当除外风湿性心肌炎、中毒性心肌炎、先天性心脏病、结缔组织病、代谢性疾病的心肌损害、甲状腺功能亢进症、原发性心肌病、原发性心内膜弹力纤维增生症、先天性房室传导阻滞、心脏自主神经功能异常、β 受体功能亢进及药物引起的心电图改变。

(四)分期

(1)急性期:新发病,症状及检查存在明显阳性发现且多变,一般病程在半年以内。

(2)迁延期:临床症状反复出现,客观检查指标迁延不愈,病程多在半年以上。

(3)慢性期:进行性心脏增大,反复心力衰竭或心律失常,病情时轻时重,病程在 1 年以上。

(五)建议必需的检查项目

(1)血常规、尿常规、大便常规。

(2)C 反应蛋白(CRP),ASO、红细胞沉降率(年龄大于 3 岁)。

(3)肝肾功能、血电解质。

(4)心肌酶谱及肌钙蛋白检测。

(5)病毒抗体检测:柯萨奇病毒及其他肠道病毒。

（6）十二导联心电图、胸部 X 线（心脏三位片）、超声心动图检查（包括心功能）、Holter 动态心电图。

三、治疗

（1）休息：急性期至少应卧床休息至热退 3～4 周，有心功能不全或心脏扩大者，更应强调绝对卧床休息，以减轻心脏负荷及减少心肌耗氧量。

（2）镇静及镇痛处理。

（3）促进心肌能量代谢的药物治疗，促进心肌病变的恢复和改善心脏功能。

（4）对症支持治疗。①抗感染治疗；②抗氧化剂：大剂量维生素 C 静脉注射；③供给能量药物：磷酸肌酸、果糖、环磷酸腺苷；④必要时抗心律失常药物；⑤改善心功能药物：强心剂（洋地黄药物需减量 1/3）、利尿剂、血管扩张剂。

（5）若病程中出现三度房室传导阻滞，或室性心动过速、心源性休克，需大剂量激素冲击治疗。

第三节　小儿心力衰竭的诊治

充血性心力衰竭简称心衰。心力衰竭为心功能障碍，心输出量减低不能满足机体需要。临床上心力衰竭是一个综合征，由 4 部分组成：心功能障碍，运动耐力减低，肺体循环充血，以及后期出现心律失常。心功能障碍是构成心力衰竭的必备条件，其他三部分是心功能不全代偿机制的临床表现。早期通过加快心率、心肌肥厚和心脏扩大等进行代偿，当排血量以满足机体需要只有心功能障碍，尚无心衰征象，称心功能代偿期。在此期间，病情进展则出现肺循环和体循环瘀血，患儿呼吸急促、表浅、咳嗽及口周青紫，颈静脉怒张、肝脾肿大、水肿。临床上即表现充血性心力衰竭。心力衰竭严重危害儿童健康，为儿科常见急症，应及时抢救。

一、病因

1. 婴儿期

主要病因为先天性心血管畸形，常见有室间隔缺损、完全性大血管转位、主动脉缩窄、动脉导管未闭及心内膜垫缺损。左室发育不良综合征、完全性大动脉转位。心肌炎、重症肺炎、心内膜弹力纤维增生症及阵发性室上性心动过速。近年川崎病也为婴幼儿心力衰竭病因之一。

2. 儿童期

主要为风湿性心脏病,急性心肌炎如病毒性心肌炎、白喉性心肌炎及急性链球菌感染所引起的肾小球肾炎、严重贫血、维生素 B_1 缺乏症、克山病。小儿高原性心脏病、甲状腺功能亢进及电解质紊乱。

二、诊断要点

心衰的诊断是综合病因、病史、临床表现及辅助检查做出的。心衰的临床表现是诊断的重要依据。

(一)临床表现

1. 心肌功能障碍

(1)心脏扩大。

(2)心动过速。

(3)第一心音低钝,重者可出现舒张期奔马律,但新生儿时期很少听到。

(4)外周灌注不良,脉压窄,少部分患儿出现交替脉,四肢末端发凉。

2. 肺瘀血

(1)呼吸急促:重者有呼吸困难与发绀。新生儿与小婴儿吸乳时,多表现为气急加重、吸奶中断。

(2)肺部啰音:肺水肿可出现湿啰音。肺动脉和左心房扩大压迫支气管,可出现哮鸣音。

(3)咯泡沫血痰:系肺泡和支气管黏膜瘀血所致,但婴幼儿少见。

3. 体循环瘀血

(1)肝脏肿大伴触痛,短时间内增大,更有意义。

(2)颈静脉怒张:可见颈外静脉膨胀(半坐位),肝、颈静脉回流征阳性。婴儿此体征不明显,但可见头皮静脉怒张等表现。

(3)水肿:小婴儿水肿常为全身性,眼睑与骶尾部较明显,体重较快增长,但极少表现为周围凹陷性水肿。

(二)诊断

(1)安静时呼吸急促。呼吸困难,青紫加重。每分钟呼吸次数,婴儿 >60 次/分钟;幼儿 >50 次/分钟;儿童 >40 次/分钟。

(2)心动过速,安静时每分钟心率:婴儿 >160 次/分钟;幼儿 >140 次/分钟;儿童 >120 次/分钟。不能用体温升高来解释。

（3）听诊发现第一心音低钝或出现奔马律。

（4）肝脏肿大：婴幼儿在肋下≥3cm；儿童>1cm；进行性肝脏肿大或伴触痛。X线或超声心动图检查得以证实，这种表现不能用横膈下移来解释。

（5）患儿突然烦躁、呼吸更加困难，面色苍白，口周及指趾端发绀。

（6）体重增加，尿少及下肢水肿，婴儿水肿不明显，应依据其他指标。

三、治疗

（一）一般治疗

（1）休息和饮食：卧床休息，烦躁不安者应使用镇静剂，如苯巴比妥、地西泮（安定）等。应吃含丰富维生素、易消化的食物，给予低盐饮食。严重心衰时应限制水入量，保持大便通畅。

（2）供氧：应供给氧气，尤其是严重心衰有肺水肿者，对依靠开放的动脉导管而生存的先心病新生儿，如主动脉弓离断、大动脉转位、肺动脉闭锁等，供给氧气可使血氧增高而促使动脉导管关闭，危及生命。

（3）体位：年长儿宜取半卧位，小婴儿可抱起，使下肢下垂，减少静脉回流。

（4）维持水电解质平衡：心衰时易并发肾功能不全。进食差易发生水电解质紊乱及酸碱失衡。长期低盐饮食和使用利尿剂更易发生低钾血症、低钠血症，必须及时纠正。

（二）病因及并发症的治疗

病因对心衰治疗很重要，如有大量左向右分流的先心病，易合并肺炎、心衰，药物治疗不易奏效。上述患儿宜控制感染后，尽快治疗先心病。高血压和肺动脉高压所导致的心衰，亦须及时治疗病因。此外，心衰患儿可合并心律失常、心源性休克、水电解质紊乱等，均须及时纠正。

（三）药物治疗

1. 急性心衰的药物治疗

（1）正性肌力药：①毛地黄制剂：常用药物为地高辛，口服负荷量（毛地黄化量）未成熟儿10～20ug/kg，足月新生儿20～30ug/kg，婴幼儿30～40ug/kg，年长儿25～30ug/kg。静脉注射用量为上述量的3/4。有心肌病变（如心肌炎）者，剂量宜适当减少。首次剂量为负荷量的1/2，余量再分2次，每次间隔6～8h。最后一次负荷量用后12h，开始给予维持量，每次为负荷量的1/8～1/10，每天2次，间隔12h。急性心衰也可静注毛化甙C（毛花甙C），负荷量为：新生儿20g/kg，<2岁30g/kg，>2岁40g/kg。

首次用负荷量的 $1/2 \sim 1/3$,余量分 $2 \sim 3$ 次,每次间隔 $6 \sim 8h$。②β-肾上腺素受体激动剂:主要适用于心衰患儿对毛地黄制剂疗效不显著或有毒性反应以及血压偏低的患儿。此类药物为环磷酸腺苷(cAMP)依赖性正性肌力药,兼有外周血管扩张作用。常用制剂有多巴胺(dopamine)、多巴酚丁(dobutamine)。多巴胺常用剂量为 $5 \sim 10ug/$ (kg·min),由输液泵调控(不应与碱性液体同时输入),多巴酚丁胺剂量为 $5 \sim 20ug/$ (kg·min),应尽量采用最小有效量。③磷酸二酯酶抑制剂:此类药属 cAMP 依赖性正性肌力药,兼有外周血管舒张作用。常用制剂有氨力农和米力农。目前均建议静脉用药。氨力农首剂静注 $0.75 \sim 1mg/kg$,必要时可再重复 1 次,然后按 $5 \sim 10ug/$ (kg·min)持续静脉点滴。米力农药效是氨力农的 10 倍,静注首次剂量为 $50ug/kg$,10min 内给予,以后持续静脉点滴,剂量为 $0.25 \sim 0.5ug/$(kg·min)。

(2)利尿剂:常用的利尿剂有:①作用亨利(Henle)襻的利尿剂如呋塞米(速尿);②作用远曲小管皮质稀释段的噻嗪类,如氢氯噻嗪(双氢克尿噻);③作用于远曲小管远端,如螺内酯(安体舒通),近年来发现它还有抗醛固酮作用,因而对治疗心衰尤为适用。急性心衰时常用静脉注射的呋塞米或布美他尼。利尿剂通常从小剂量开始,逐渐增加到尿量增多。呋塞米剂量与效应呈线性关系,故疗效不佳时可增加剂量。而氢氯噻嗪用到每天 $3mg/kg$ 就已达最大效应,再增加剂量也难以提高疗效。

(3)血管扩张剂:主要用于心室充盈压增高者,可使心排血量增加,而对左室充盈压降低或正常者不宜使用。选用血管扩张剂,应根据患儿血流动力学变化而定:①对肺瘀血严重,肺毛细血管嵌压明显增高($>32mmHg$,$1mmHg=0.133kPa$),心排血量轻至中度下降者,宜选用静脉扩张药;②对心排血量明显降低,全身血管阻力增加,而肺毛细血管嵌压在正常或略升高时,宜选用小动脉扩张药;③心排血量明显降低,全身血管阻力增加,肺毛细血管嵌压升高时,宜选用均衡扩张小动脉和静脉药物。应用血管扩张剂时,需密切观察动脉血压、心排血量,有条件应监测肺毛细血管嵌压。剂量一般从小剂量开始,疗效不明显时再逐渐增加剂量。

(4)心肌能量代谢赋活药:心衰时均伴有明显的心肌能量代谢异常,因此应用药物改善心肌能量代谢,对心衰治疗有一定辅助作用。目前常用的有:①磷酸肌酸(CP):静脉滴注,每天 $1 \sim 2g$;②果糖二磷酸钠(FDP):剂量为 $100 \sim 200mg/$(kg·d),每日 1 次静脉滴注,速度约为 $10ml/min(75mg/ml)$。FDP 静脉滴注时对血管刺激性较大,小婴儿静脉细,常可因疼痛而引起哭闹,加重心脏负担,因此宜使用口服制剂;③辅酶 Q 口服剂量每次 $10mg$,每天 $1 \sim 2$ 次。

(5)急性心衰性肺水肿的处理:急性左心衰竭多以肺水肿为主要表现。治疗方法是在急性心衰治疗方法的基础上注意以下事项:①供氧与通气支持:一般采用鼻导管或面罩法。有明显动脉二氧化碳分压(PaCO)升高及氧分压(PaO)下降者,可选用机械呼吸,常用持续正压通气(CPAP)和无创正压通气(NIPPY)。如效果不佳,则尽快改用呼气末正压通气(PEEP)。②镇静:心衰伴肺水肿的患儿常因缺氧而恐慌、烦躁,应使用镇静剂(如安定、苯巴比妥钠)。烦躁严重者可使用吗啡,不仅可减轻烦躁,并能扩张静脉、减轻前负荷,每次剂量为 0.1~0.2mg/kg,静注或肌注。新生儿或有呼吸功能不全者慎用。③利尿剂:静脉注射强力快速利尿剂,如呋塞米、布美他尼等。药物选择和用法见急性心衰的治疗。④毛地黄制剂:应静注快速毛地黄制剂,如地高辛或毛花苷 C。药物选择和用法见急性心衰的治疗。⑤血管扩张剂:首选静脉血管扩张剂,静脉滴注硝酸甘油或硝普钠。⑥肾上腺皮质激素:可改善心肌代谢,降低周围血管张力,解除支气管痉挛。常用静脉滴注地塞米松。

2.慢性心衰的药物治疗

慢性心衰(Chronic Heart Failure,CHF)发生、发展的病理基础是心肌重构。在初始的心肌损伤后,有多种内源性神经、内分泌和细胞因子被激活,促进心肌重构,二者互为因果,形成心衰的恶性循环。因此,心衰治疗理念需从短期改善血流动力学转变为长期修复性策略,其效果能改变心肌细胞生物学特性,提高心肌功能,明显改善预后。CHF 的常用药主要为强心苷、血管紧张素转换酶抑制剂、利尿剂及 B-受体阻滞剂等。临床应用方法如下。

(1)ACEI:有阻断 RAAS 及抑制缓激肽分解的作用,从而逆转心肌重构及减低心脏前后负荷,改善心肌功能。常用药物为:①卡托普利:为短效制剂,初始剂量 0.5mg/(kg·d),每周递增 1 次,每次增加 0.3mg/(kg·d),最大耐受量 5mg/(kg·d),分次 q8h 口服。持续时间至少 6 个月以上,至心脏缩小到接近正常为止;②贝那普利:为长效制剂,初始剂量 0.1mg/(kg·d),每日 1 次口服,每周递增 1 次,每次增加 0.1mg/(kg·d),最大耐受量 0.3mg/(kg·d),维持时间同上;③依那普利:为长效制剂,初始剂量 0.05mg/(kg·d),每日 1 次口服,每周递增 1 次,每次增加 0.025mg/(kg·d),最大耐受量 0.1mg/(kg·d),维持时间同上。

(2)血管紧张素Ⅱ受体拮抗剂(ARB):可以阻断来自不同途径(包括 ACE 及糜酶途径)血管紧张素Ⅱ的作用,用于患儿对 ACEI 不耐受或效果不佳者。常用药有氯沙坦、缬沙坦,效应与 ACEI 相似。可选择应用,亦可与 ACEI 同时使用。氯沙坦剂量为 1~2mg/(kg·d)。

(3)β-受体阻滞剂:可以阻断心衰时交感神经的过度激活,抑制心肌肥厚、细胞凋亡及氧化应激反应,改善心肌细胞生物学特性,目前已列为抗 CHF 的一线药物。常用药物:①美托洛尔:为选择性 β – 受体阻滞剂,初始剂量 0.2 ~ 0.5mg/(kg·d),每周递增 1 次,每次增加 0.5mg/(kg·d),最大耐受量 2mg/(kg·d),分 2 次口服,持续时间至少 6 个月以上,至心脏缩小到接近正常为止;②卡维地洛:为非选择性 β – 受体阻滞剂,并有 α – 受体阻滞作用,故兼有扩血管作用,可降低肺楔压。初始剂量 0.1mg/(kg·d),分 2 次口服,每周递增 1 次,每次增加 0.1mg/(kg·d),最大耐受量 0.3 ~ 0.8mg/(kg·d),分 2 次口服,维持时间同上。

(4)醛固酮拮抗剂:可以进一步抑制肾素 – 血管紧张素系统的作用,阻断心肌及间质重构。另外还可阻断醛固酮(ALD)的效应。适用于心功能 Ⅲ ~ Ⅳ 级患儿。常用药物为螺内酯(安体舒通),剂量 2 ~ 4mg/(kg·d),分 2 次口服。

(5)心肌能量代谢赋活药。

(四)非药物治疗

(1)心室辅助装置(VAD):主要用于心衰末期,药物不能控制的心衰,作为心脏移植等待时期的治疗方法。对难治性心衰、心功能 NYHA Ⅳ 级时,使用上述 VAD 可延长生命,改善生活质量。

应用 VAD 可发生继发感染,神经系统、消化系统及血液系统的并发症。亦可发生肾灌注不足,常导致肾功能不全,可用小剂量多巴胺以维持肾血流灌注。如合并水电解质紊乱,如高血钙、低血钙、高血钾等,必须及时纠正。

(2)膜肺(ECMO):应用指征基本与 VAD 相似,适用于除心功能不全外,还有因肺部疾病显著缺氧者。ECMO 操作较复杂,常见的并发症与 VAD 相似。

(3)主动脉内球囊反搏(IABP):对于心脏手术后或心肌炎、心肌病等并发心衰者,药物不能控制时可选用。IABP 在小婴儿由于主动脉顺应性好而疗效较差。

(4)心脏移植:复杂先心病、心肌病等各种心脏病所致难治性心衰的终末期,可作心脏移植。严重肺动脉高压或肺部疾病而导致心衰不能控制时,须做心肺同时移植。失败的主要原因是排异反应。

第六章 内分泌科常见疾病诊治

第一节 矮小症

一、矮小症的定义

矮身材是指在相似生活环境下,同种族、同性别和年龄的个体身高低于正常人群平均身高2个标准差者,或低于第3百分位数者,其中部分属正常生理变异。为正确诊断,对生长滞后的d,JL必须进行相应的临床观察和实验室检查。

二、病史要点

(1)出生身长、体重。

(2)询问患儿何时开始生长减慢,每年生长速度多少。

(3)询问有无挑食及食欲差。有无多饮多尿、呕吐、头痛、视物模糊、多汗、心慌、怕冷等。

(4)询问智力有无落后。出牙和换牙的时间。

(5)出生时有无窒息及难产。

(6)既往有无脑炎、脑外伤病史。头部是否接受过放射线治疗等。

(7)孕期、家庭成员身高情况,特别是父母及近亲的身高。父母亲的青春发育和家族中矮身材情况等。

三、体检要点

(1)测量以下指标:身高、体重、上部量、下部量、皮下脂肪厚度、指间距、头围。

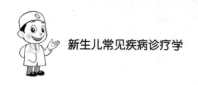

（2）观察身材是否匀称,有无面容幼稚、面痣多、腹脂堆积。

（3）外生殖器发育状,况青春发育分期。

四、辅助检查

（1）骨龄。

（2）生长激素激发试验。

（3）血胰岛素样生长因子－1（IGF－1）及胰岛素样生长因子结合蛋白（IGFBPs）。

（4）头颅垂体 MRI。

（5）甲状腺功能测定。

（6）染色体核型。

（7）排除各系统器官疾病的相关检查。

五、诊断及鉴别诊断

根据病史、体检等资料分析,对营养不良、精神心理性、家族性特发性矮身材、小于胎龄儿、慢性系统性疾病等因素造成的非生长激素缺乏的矮身材比较容易识别。对常见的导致矮身材的病因应予以鉴别,如:软骨发育不良、甲状腺功能低下症、体质性青春发育延迟;临床还需注意某些综合征的可能,如:Prader－Willi 综合征、Silver. Russell 综合征、NoonaⅡ 综合征等。

六、治疗

（1）矮身材儿童的治疗措施取决于其病因。精神心理性、肾小管酸中毒等患儿在相关因素被消除后,其身高增长率即见增高,营养和睡眠的保障与正常的生长发育关系密切。甲状腺功能低下用甲状腺素治疗等。

（2）生长激素临床应用于生长激素缺乏症、慢性肾功能衰竭、先天性卵巢发育不全、Prader－Willi 综合征、小于胎龄儿和特发性矮身材的治疗。生长激素根据不同病因选择不同剂量,睡前皮下注射,6～7 次/周。

第二节 儿童糖尿病

一、概述

儿童糖尿病是由于胰岛素缺乏所造成的糖、脂肪、蛋白质代谢紊乱症。分为原发性和继发性两类。原发性糖尿病又可分为①1型糖尿病:由于胰岛细胞β破坏,胰岛素绝对分泌不足所造成,必须使用胰岛素治疗,故又称胰岛素依赖性糖尿病。②2型糖尿病:由于胰岛细胞分泌胰岛素不足或靶细胞对胰岛素不敏感(胰岛素抵抗)所致。③青少年成熟期发病型:是一种罕见的遗传性β细胞功能缺陷症,属常染色体显性遗传。继发性糖尿病大多由一些遗传综合征和内分泌疾病所引起。98%的儿童糖尿病为1型糖尿病,2型糖尿病较少,但随着儿童肥胖症的增多而有增加趋势。

二、病史要点

(1)多饮、多尿、多食和体重下降(即三多一少)发生的时间和进展程度。是否伴倦怠乏力、精神不振、反复感染。是否伴神志改变、恶心、呕吐、腹痛、关节或肌肉疼痛。

(2)详细询问有无糖尿病家族史。

(3)了解有无流行性腮腺炎病史及胰腺炎病史

(4)既往治疗情况,是否用过胰岛素,有无突然中断胰岛素治疗。

三、体检要点

(1)消瘦程度,生长发育有无落后。

(2)有无脱水征、有无呼吸深长,呼吸有无酮味,有无神志改变。

(3)体格发育、肝脏大小、有无腹胀、腹压痛。

(4)血压、呼吸、心率、心音,四肢末端循环。

四、辅助检查

(1)尿液检查:尿糖、尿酮体、尿蛋白。

(2)血液检查:血糖、血脂、血气分析、糖化血红蛋白、电解质、肝肾功能。

(3)葡萄糖耐量试验。

(4)胰岛素C肽释放试验。

五、诊断要点及鉴别诊断

典型病例症状为多饮、多尿、多食和体重下降(即三多一少)。空腹血糖≥7.0mmol/L随机血糖≥11.1mmol/L,尿糖阳性。对有多饮、消瘦、遗尿症状的患儿;或有糖尿病家族史者;或有不明原因的脱水、酸中毒的患儿都应考虑本病的可能性,避免误诊。胰岛素、C肽释放试验有确诊意义。

本病应与下列情况相鉴别。

(1)婴儿暂时性糖尿:病因不明,可能与患儿胰岛β细胞功能发育不够成熟有关。

多在出生后 6 周内发病,表现为发热、呕吐、体重不增、脱水等症状。血糖增高,尿糖及酮体阳性,给予小剂量的胰岛素即可恢复。需进行葡萄糖耐量试验和长期随访。

(2)糖尿病高渗性非酮症性昏迷:糖尿病昏迷伴高血糖(血糖往往达 41.7mmol/L 以上),但无酸中毒,血、尿酮体无明显增高者要考虑。患者血浆渗透压 >310mmol/L,有时可达 371mmol/L。

六、病情观察及随访要点

(1)注意精神、食欲、生长发育情况、有无合并感染。

(2)每日监测血糖或尿糖,根据血糖或尿糖结果,可每 2 天调节 1 次胰岛素,避免发生低血糖

(3)运动前减少胰岛素用量或加餐,避免发生运动后低血糖。

(4)积极预防微血管继发损害所造成的肾功能不全、视网膜和心肌等病变。

七、治疗

1. 胰岛素治疗

糖尿病初治患者先用短效胰岛素(RI)治疗,初始剂量每天 0.5 ~ 1.0μ/kg,分 4 次,于早、中、晚餐前 30 分钟皮下注射,晚睡前再注射一次(每天总量分配:早餐前 30% ,中餐前 30% ,晚餐前 30% ,睡前 10%),病情控制后可取消晚睡前的一次。病初患者也可一开始就用中效胰岛素(NPH)加短效胰岛素(RI)治疗,按 2:1 混合,每日皮下注射两次:早餐前 30 分钟,2/3 总量,晚餐前 30 分钟 1/3 总量。

应根据血糖检测调整胰岛素用量,具体方法如下:如果早餐后 2 小时血糖高或午餐前血糖高,则增加早餐前的 RI;如果午餐后 2 小时或晚餐前血糖高,则增加早餐前的 NPH;如果晚餐后 2 小时或睡前血糖高,则增加晚餐前的 RI;早上空腹血糖高可增加晚餐前的 NPH。

2. 糖尿病酮症酸中毒的治疗

(1)体液治疗:体液资治疗主要针对脱水、酸中毒和电解质紊乱。酮症酸中毒时脱水量约为 100ml/kg,一般均属等渗性脱水,应按下列原则输液。

输液开始的第一小时,按 20ml/kg 快速静滴氯化钠溶液,以纠正血容量、改善血循环和肾功能。第 2 小时,按 10ml/kg 静滴 0.45% 氯化钠溶液。当血糖 <17mmol/L 后,改用含有 0.2% 氯化钠的 5% 葡萄糖液静滴。要求在开始的 12 小时内至少补足累积丢失量的一半,在此后的 24 小时内,可视情况按 60 ~ 80ml/L 静滴同样的液体,以供给生理需要量和补充继续丢失量。

患儿在输液开始前由于酸中毒、分解代谢和脱水的共同作用血清钾较高,但总体体内缺钾严重。随着液体的输入,尤其是应用胰岛素后,血钾迅速降低。因此,在患儿开始排尿后应立即在输入液体中加入氯化钾溶液,一般按 0.3% 浓度,每日 2 ~ 3mmol/kg。

酮症酸中毒时的酸中毒主要是由于酮体和乳酸的堆积,补充水分和胰岛素可以矫正酸中毒。为了避免发生脑细胞酸中毒和高钠血症,对酮症酸中毒不宜常规使用碳酸氢钠溶液,仅在 PH <7.1,HCO_3- <12mmol/L 时,可按 2mmol/L 给予 1.4% 碳酸氢钠溶液静滴,先用半量,当血 PH≥7.2 时即停用,避免酸中毒纠正过快加重脑水肿。

在治疗过程中,应仔细检测生命体征、电解质、血糖和血气分析,以避免酮症酸中毒治疗过程产生并发症,如脑水肿其表现为:头痛、呕吐、意识不清和嗜睡等。

(2)胰岛素治疗:糖尿病酮症酸中毒时多采用小剂量胰岛素静滴治疗。将胰岛素(短效)25U/kg 加入等渗盐水 250ml 中,按每小时 0.1U/kg,从另一静脉通道缓慢匀速输入。输入 1 ~ 2 小时后,复查血糖以调整输入量。当血糖 <17mmol/L 后,改用含有 0.2% 氯化钠的 5% 葡萄糖液静滴,并停止静滴胰岛素,改为皮下注射,每次 0.25 U/kg,每 6 小时 1 次,直至患儿进食、血糖稳定为止。

(3)控制感染:酮症酸中毒常并发感染,应在治疗的同时采用有效的抗生素治疗。

3.饮食治疗

(1)每日总热量需要量:每日总热量的需要量应满足正常生长发育。按下列公式计算:每日总热量 kal(千卡) = 1000 + (年龄×80 ~ 100),对年幼儿宜稍偏高,此外还要考虑体重、食欲及运动量。

(2)食物的成分和比例:饮食中能量的分配为:蛋白质 15% ~ 20% 碳水化合物 50% ~ 55% 脂肪 30% 。蛋白质成分在 3 岁以下应稍多,其中一半以上应为动物蛋白,因其含有必需的氨基酸。碳水化合物则以含纤维素高的如粗粮为主,因其造成的血糖波动较小。应避免蔗糖等精制糖。脂肪应以含多价不饱和脂肪酸的植物油为主。蔬菜选用含糖较少的蔬菜。

4.运动治疗

运动可减少胰岛素用量,坚持每天运动有利于摄入热量和胰岛素用量的调节,并能控制体重及促进心血管功能。

八、预防

积极预防感染性疾病,如风疹病毒、腮腺炎病毒及柯萨奇病毒等,加强锻炼,提高

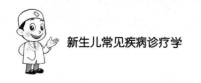

自身免疫力。

第三节　先天性肾上腺皮质增生症

一、概述

先天性肾上腺皮质增生症(Congenital Adrenal Hydroxylase,CAH)是肾上腺皮质激素合成途径中酶缺陷,导致皮质醇合成不足,继发下丘脑 CRH 和垂体 ACTH 代偿分泌增加,导致肾上腺皮质增生症的一组疾病。属常染色体隐性遗传病。其中 21 羟化酶缺乏最常见,约占90%以上。根据 21 羟化酶缺乏的程度,可分为失盐型、单纯男性化型、非典型型三种类型。

二、病史要点

(1)失盐型:女性患儿由于出生时外生殖器异常,伴发皮肤色素沉着和失盐表现,易于诊断。故生后外生殖器异常,未触及睾丸,染色体核型为46XX 者,首先考虑 21 - OHD,男性患儿外生殖器多正常,诊断较为困难。当新生儿期出现失盐表现,血电解质示低钠,高钾者,伴皮肤色素沉着,应首先考虑 21 - OHD。

(2)单纯男性化型:男孩,如出生后未被筛查诊断,多在 2 岁后出现阴毛早现,面部多毛,阴茎增大,生长加速伴骨龄提前等周围性性早熟表现。在受累女孩多表现为外生殖器男性化,表现为阴蒂肥大,增长似阴茎、阴唇不同程度融合。女孩因生后外生殖器异常而易于生后早期诊断,未早期诊断的女孩也渐出现阴毛早现、多毛、生长骨龄加速等周围性性早熟表现。而两性周围性性早熟到一定年龄时触发中枢性性早熟。未治疗女孩阴蒂进一步增大,多毛、痤疮,乳房发育不良,月经紊乱,原发性闭经或继发性闭经,类多囊卵巢综合征样表现。

(3)非典型 21 - 羟化酶缺陷症:临床症状出现更晚,一般表现为青春期前或围青春期出现周围性性早熟伴男性化表现,生长加速伴骨龄提前,阴毛早现伴脱氢表雄酮升高,雄激素增高的体征或无症状。

三、体检要点

(1)重视出生时外生殖器检查,女孩多表现为外生殖器男性化,表现为阴蒂肥大,增长似阴茎、阴唇不同程度融合。男孩外生殖器多正常。

（2）皮肤不同程度色素沉着，尤以外生殖器、乳晕、牙龈、皮肤皱褶处明显。

（3）小婴儿出现体重不增或下降、脱水体征、肢端循环。

（4）周围性性早熟的体征：男孩，多在2岁后出现阴毛早现，面部多毛，阴茎增大，生长加速等周围性性早熟表现，其与中枢性性早熟的显著差别是睾丸不增大，为青春期前睾丸大小。受累女孩多表现为阴蒂肥大，增长似阴茎、阴唇不同程度融合。未早期诊断的女孩也渐出现阴毛早现、多毛、生长加速等周围性性早熟表现。

（5）青春期前或围青春期出现周围性性早熟伴男性化表现。

四、辅助检查

（1）17 - OHP增高是其标志性临床诊断依据。

（2）同时测定血ACTH、睾酮、肾素或肾素活性、醛固酮、电解质、脱氢表雄酮等明确诊断。

（3）进行内生殖器，肾上腺超声检查，染色体核型或快速FISH性染色体检查明确性别。

（4）骨龄提前。

（5）性激素激发试验明确是中枢性或周围性性早熟。

五、诊断要点

失盐型：生后体重不增、消瘦、脱水、皮肤色素沉着、低血钠、高血钾、伴17 - OHP等增高。

单纯男性化型：周围性性早熟伴17 - OHP等增高。

非典型：需ACTH兴奋试验或基因检查确诊。

六、治疗

治疗的目的：治疗的目标是替代所缺皮质激素同时，抑制肾上腺性激素，抑制21羟化酶反应前皮质类固醇的过多分泌；防止男性化，维持正常的生长发育，保护生育潜能。故治疗剂量大于生理需要量。

1. 失盐型的治疗

（1）糖皮质激素：在婴儿期，为降低显著升高的肾上腺性激素所需要氢化可的松（HC）的初始治疗剂量常高达25～50mg/m2/d，而后续控制治疗剂量多为10～15mg/m2/d。氢化可的松是首先制剂。醋酸可的松需要在体内进一步转变为生物活性形式，故不作为首选。当线性生长完成后，可选用长效激素如强的松或强的松龙，剂量

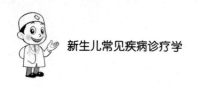

$2 \sim 4 mg/m2/d$ 分为一天两次,地塞米松 $0.25 \sim 0.375 mg/m2/d$,一天一次。

（2）盐皮质激素:所有失盐型均需要盐皮质激素氟氢可的松治疗,剂量多为 $0.05 \sim 0.3 mg/d$,盐皮质激素补充能有效减少糖皮质激素的用量。

（3）食盐的补充:在婴幼儿时期常需要 $1 \sim 3 g/d$,分数次服入。

（4）应激时处理:由于应激时正常人体内的皮质醇水平明显升高,故 CAH 患儿在应激时应增加糖皮质激素的剂量,当 CAH 患者能口服药物时,应激剂量是维持剂量 $2 \sim 3$ 倍,当某些严重疾病时如骨折、肺炎,口服应激剂量应维持 $2 \sim 3$ 天。对不能口服,创伤和手术时 CAH 患儿应给予肌注或静脉输注氢化可的松。

（5）外科治疗,对生殖器异常的 CAH 女孩应予以外科手术。

（6）发生肾上腺危象时应进行相关急救。

2. 单纯男性化型的治疗

早期诊断(新生儿筛查或外生殖器异常的女孩)的患儿在婴幼儿期需要氢化可的松和氟氢可的松,以后则根据血压及肾素活性决定是否继续用盐皮质激素治疗。以周围性性早熟就诊的患儿需要氢化可的松治疗,如肾素活性升高,可加用氟氢可的松治疗 $(12.5 \sim 37.5 \mu g/d)$,可减少氢化可的松的剂量。当出现中枢性性早熟时应加用 GnRH 治疗,治疗至女孩骨龄 12 岁 6 个月,男孩骨龄 13 岁。

3. 非典型 21 - 羟化酶缺陷症治疗

激素仅用于有症状的患者,对于那些骨龄提前伴预测身高异常的患儿,多毛、严重痤疮,月经混乱、睾丸肿块和不孕不育的患者可予以激素治疗。

第七章　常用操作技术

第一节　腹膜腔穿刺术操作

一、适应证

(1)腹部闭合性损伤、腹膜炎、腹腔积液时,行腹腔穿刺抽取腹腔液体化验检查以了解其性质,辅助诊断。

(2)当有大量腹水严重影响呼吸和循环或引致腹部胀痛时,可穿刺放液减轻症状。

(3)经腹腔穿刺向腹腔内注入诊断或治疗性药物,如抗生素、抗肿瘤药、利尿药等。

(4)重症胰腺炎时行腹穿后予腹腔灌洗引流以减少有害物质的吸收,为重症胰腺炎的一种辅助治疗方案。

二、禁忌证

(1)腹腔粘连、包块。

(2)肝性脑病或脑病先兆。

(3)包虫病的包囊。

(4)卵巢囊肿。

(5)严重肠胀气。

(6)躁动不能合作者。

三、穿刺部位和体位

（1）患者可取半卧位、平卧位或左侧卧位。

（2）选择适宜的穿刺点：右侧下腹脐与髂前上棘连线中、外 1/3 交点，此处不易损伤腹壁动脉，最为常用，也可在左侧；侧卧位，在脐水平线与腋前线或腋中线之延长线相交处，此处常用于诊断性穿刺；少量积液，尤其有包裹性分隔时，须在 B 超指导下定位穿刺。

四、术前准备

1. 术者准备

术者应认真体检和备齐穿刺物品，将皮肤消毒用品、无菌手套、治疗用药和注射器携至治疗室。

2. 病人准备

向患儿家属说明穿刺目的，消除顾虑；术前嘱患儿排尿排空膀胱，以免穿刺时损伤。

五、具体操作

（1）按上述方法摆好体位，确定穿刺点。

（2）操作者先戴口罩、帽子，穿刺点周围常规皮肤消毒（范围至少 15cm），戴无菌手套，覆盖消毒洞巾。

（3）术者左手固定穿刺部皮肤，右手持针经麻醉处垂直刺入腹壁，待针锋抵抗感突然消失时，示针尖已穿过壁腹膜，即可抽取腹水，并留样送检。诊断性穿刺，可直接用 20ml 或 50ml 注射器及适当针头进行。大量放液时，可用 8 号或 9 号针头，并于针座接一橡皮管，助手用消毒血管钳固定针头，以输液夹子调整放液速度，将腹水引入容器中计量并送检。

（4）放液后拔出穿刺针，覆盖消毒纱布，以手指压迫数分钟，再用胶布固定。大量放液后，需束以多头腹带，以防腹压骤降、内脏血管扩张引起血压下降或休克。

六、注意事项

（1）术中应密切观察患者，如有头晕、心悸、恶心、气短、脉搏增快及面色苍白等，应立即停止操作，并作适当处理。

（2）放腹水时若流出不畅，可将穿刺针稍作移动或稍变换体位。

（3）放液不宜过快、过多，首次不超过 200～300ml，以后每次不超过 100～200ml，以免腹腔压力下降,影响循环(新生儿和婴幼儿酌情减少)。

(4)对腹水量较多者,为防止漏出,在穿刺时即应注意勿使自皮到壁层腹膜的针眼位于一条直线上,方法是当针尖通过皮肤到达皮下后,即在另手协助下,稍向一旁移动一下穿刺针头,尔后再向腹腔刺入。如仍有漏出,可用蝶形胶布或火棉胶粘贴。

(5)术后嘱患儿平卧,并使穿刺针孔位于上方以免腹水漏出。

(6)放液前、后均应测量腹围、脉搏、血压,检查腹部体征,以观察病情变化。

第二节　骨髓穿刺术

一、目的

1. 诊断方面

各种白血病、原发性贫血症、血小板减少性紫癜、多发性骨髓瘤、黑热病、疟疾、伤寒、败血症等疾病的诊断和鉴别诊断。

2. 治疗方面

作为药物或多量液体的输入途径。如葡萄糖、生理盐水、血浆、血液、骨髓、青霉素等药的输入。

二、适应证

(1)血液病时观察骨髓以指导治疗。

(2)急性传染病、败血症或某些寄生虫病如黑热病、疟疾病等,当诊断需要时,可作骨髓液细菌培养或涂片找寄生虫。

(3)网状内皮系统疾病及多发性骨髓瘤的诊断。

三、禁忌证

血友病者忌骨穿。

四、操作步骤

(一)髂前上棘穿刺

其优点为此处骨面较宽平,易固定且安全,唯骨质较硬,施术时较费劲,此部位最常用。

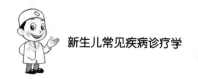

（1）病员仰卧，有明显腹水或肝脾极度肿大致腹部非常膨隆者，可取半侧卧位。

（2）在髂前上棘后约1cm处为穿刺点，用2%的碘酊和70%酒精消毒皮肤，戴无菌手套、铺洞巾。

（3）用1%普鲁卡因局部麻醉，深达骨膜。

（4）将骨穿针的固定器固定于离针尖1.5cm处。

（5）操作者左手食、拇指固定于髂前上棘面侧，捏紧皮肤，右手持穿刺针与骨面垂直，边旋边推进约1.5cm，一般可达骨髓腔。否则，可谨慎再钻入少许，拔出针芯，以10ml注射器吸取骨髓液约0.2~0.3ml，制髓片5~10张。如穿刺针已进入骨髓腔而抽不出骨髓液时，可能因针腔被骨屑或骨膜片堵塞，此时可重新插上针芯，再深钻一些或旋90°或270°，见针芯有血迹时，再试抽取。

（6）取得标本后，将穿刺针连同针芯一并拔出，以手指按压2~3分钟，盖上消毒纱布，并以胶布固定。

（二）髂后上棘穿刺

其优点为术者在病人背后操作，可使病人减少恐惧；此处骨松质较厚，骨髓液量多，不但穿透机会少，且易成功。

病人俯卧或仰卧，髂后上棘一般均突出于臀部之上骶骨两侧；或以髂骨上缘下6~8cm、脊柱旁开2~4cm之交点为穿刺点。穿刺方向应与背面垂直并稍向外侧倾斜，余同髂前上棘穿刺。

（三）脊椎棘突穿刺

其优点为安全且可减少病人恐惧，缺点为穿刺点面积太小，不易准确刺入。

病人取俯卧或前伏姿势或反坐于椅上（同坐位胸穿），穿刺点在第十一、第十二胸椎、第一、第二、第三腰椎棘突之顶点或旁侧。注意穿刺方向因部位而异；如穿刺点为第十一、十二胸椎棘突顶点，穿刺针应与脊柱成45°~60°角（因该二棘突在病人站立时向下后方）；如穿刺点为第一腰椎，则可与脊椎垂直刺入；如穿刺棘突旁，当与棘突成45°角，余同髂前上棘穿刺。

（四）胸骨穿刺

优点为骨面平薄，骨髓液较丰富，能比较正确地反映骨髓增生情况，当其他部位穿刺失败时，可尽量采用此法。缺点为其后方有心脏和大血管，手术不慎，危险较大，且易引起病人恐惧。

病人取仰卧位，用枕头将胸部稍垫高。穿刺部位在第一或第二肋间的胸骨中线上。针尖长度应固定在 1cm 左右(小儿 0.2～0.6cm),左手食、拇指按定胸骨两侧,右手将针垂直刺入穿刺点皮肤达骨膜,然后使针与胸骨成 30°～45°角慢慢旋入骨内,用力勿过猛以免穿透骨内板,待针尖阻力减低,即达髓腔,再旋穿刺针尖斜面向下,进行抽吸。注意穿刺深度最多不可超过 15cm,余同髂前上棘穿刺。

五、注意事项

(1)术前应作凝血时间检查,有出血倾向者,操作时应特别注意。

(2)注射器与穿刺针必须干燥,以免溶血。

(3)穿刺针进入骨质后,避免摆动过大,以免折断。

(4)涂片时抽吸髓液量勿过多,以免被周围血所稀释,若同时得作细胞计数或培养者,应在涂片抽液后,再次抽 1～1.6ml,不可两次做一次抽吸。

(5)骨髓液抽出后,应立即涂片,否则会很快凝固使涂片失败。

第三节　腰椎穿刺术

一、目的

主要诊断治疗中枢神经系统疾病及某些全身性疾病。

二、适应证

(1)疑有中枢神经系统疾病(包括不明原因的惊厥或昏迷),需要抽取脑脊液作诊断者,脑膜炎治疗过程中,需动态观察脑脊液改变以判断疗效者。

(2)鞘内注射药物以治疗中枢神经系统炎症或浸润(如中枢神经系统白血病等)。

(3)对某些病除抽取脑脊液作常规化验培养,测定颅内压力,同时可了解蛛网膜下腔有无出血阻塞等。

三、禁忌证

(1)对于颅内压力明显增高,尤以疑有颅内占位性病变者,不宜穿刺,以免穿刺时突然放出脑脊液导致脑疝的危险。若因诊断或治疗,必须进行穿刺时,应先用脱水剂,以减轻颅内压。放液时,宜先用针芯阻慢脑脊液滴速,放出少量(一般约放 1～1.5ml)供化验用的脑脊液后即行拔针。

（2）穿刺部位有皮肤感染者。

（3）休克、衰竭、病情危重者。

四、操作方法

（1）体位：患者侧卧，背部与床边呈垂直平面，助手立于操作者对面，左手绕过窝使下肢向腹部屈曲，右手按其枕部与颈后，使头向胸部贴近，双手抱膝，使锥间隙扩张到最大限度，以便于穿刺。

（2）定位：一般选择第3~4或第4~5腰椎间隙（成人可选第2腰椎间隙）。婴幼儿因脊髓末端位置较低。穿刺点可在第4~5腰椎间隙。

（3）步骤：局部皮肤消毒，铺以消毒孔巾，在穿刺部位皮内、皮下和棘间韧带注射1%普鲁卡因作局部麻醉，切勿将普鲁卡因注入椎管内（新生儿及小婴儿可不必局部麻醉）。操作后以左手拇指固定穿刺皮肤，右手持穿刺针（新生儿及婴幼儿可用短斜面的静脉穿刺针），针尖斜面向上，垂直刺入，经过皮下组织后，可将针头略指向病儿头端方向继续进针，经韧带到硬脊膜腔时，可感到阻力突然消失。刺入深度，儿童约2~4cm，然后将针芯慢慢抽出，即可见脑脊液自动流出，测定滴速及压力，并留标本送验，然后将针芯插上，拔针后盖以无菌纱布，用胶布固定。术后应去枕平卧4~6小时，以免发生穿刺后头痛。

（4）动力试验：如疑诊椎管阻塞时，可做动力试验：当穿刺成功有脑脊液流出时，测定初压后，由助手压迫患者一侧颈静脉约10分钟，正常压迫后，脑脊液压力应立即上升为原来的一倍左右，压力解除后，脑脊液压力在10~20秒内迅速降至原来的水平，称动力试验阳性。表示蛛网膜下腔通畅，若压迫颈静脉后，脑脊液压力不升高，则为动力试验阴性，表示蛛网膜下腔完全阻塞。若压力缓慢上升，放松压力后又缓慢下降或不下降，则该动力试验也为阴性，表示有不完全阻塞。

五、注意事项

如放出脑脊液含有血色，应鉴别是穿刺损伤出血抑或蛛网膜下腔出血，前者在脑脊液流出过程中血色逐渐变淡，脑脊液离心后清亮不黄，后者脑脊液与血均匀一致。

第四节　胸腔穿刺术

一、适应证

1. 抽液

帮助临床诊断,以明确病因。

2. 放液

(1)结核性渗出性胸膜炎积液过久不吸收或发热持续不退者;

(2)肺炎后胸膜炎胸腔积液较多者;

(3)外伤性血气胸。

3. 胸腔内注入药物

二、操作方法

(1)对精神紧张的病员,在胸穿前半小时给小量镇静剂或可待因 0.03g,嘱患者术中避免咳嗽和转动。

(2)嘱病员反坐在靠背椅上,面朝椅背,双手平放在椅背上缘,头伏于前臂上。病重不能起床者,取半坐半卧位,可行侧胸穿刺。

(3)可选择胸部叩诊最实的部位为穿刺点。如有大量积液,可任选肩胛骨下第七至第九肋之间隙、腋中线第六或第七肋间隙、腋前线第五肋间隙。包裹性积液可结合X线或超声波检查决定。

(4)以 2% 碘酊和 70% 酒精消毒穿刺部位皮肤后,术者须戴口罩及无菌手套,盖上消毒洞巾,然后在穿刺点肋间的下肋骨上缘注入适量的 1% 普鲁卡因溶液,深达胸膜。

(5)左手食指和中指固定住穿刺点皮肤,将针尾套上有橡皮管和附有钳子的穿刺针沿肋骨上缘慢慢刺入,待觉得胸膜壁层被穿过,针头抵抗感消失后,取注射器接于像皮管,除去钳子,抽吸胸腔内积液,盛在消毒量杯中,以便记录和化验。

(6)放液毕,拔出穿刺针,盖以无菌纱布,用胶布固定。

三、注意事项

(1)放液不要过多、过速,一般第一次不要超过600ml,以后每次不要超过1000ml,

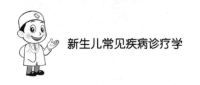
诊断性抽液 50~100ml 即够。

（2）穿刺和抽液时,应随时防止空气进入胸腔。

（3）术中不断观察病员,如发现头晕、苍白、出汗、心悸、胸部压迫感和剧烈疼痛、昏倒等胸膜过敏现象,或连续咳嗽、吐泡沫状痰等抽液过多现象时,应立即停止放液,并注射 1:1000 肾上腺素 0.3~0.5ml。

第五节　膀胱穿刺术

一、适应证

（1）急性尿潴留导尿未成功者。

（2）需膀胱造口引流者。

（3）经穿刺采取膀胱尿液作检验及细菌培养。

二、方法

（1）穿刺前,膀胱内必须有一定量的尿液。

（2）下腹部皮肤消毒,在耻骨联合上缘一横指正中部行局麻。

（3）选好穿刺点,以穿刺针向后下方倾斜刺入膀胱腔内。拔出针芯,即有尿液溢出,将尿液抽尽并送检。

（4）过分膨胀的膀胱,抽吸尿液宜缓慢,以免膀胱内压减低过速而出血,或诱发休克。

（5）如用套管针穿刺做耻骨上膀胱造口者,在上述穿刺点行局麻后先做一皮肤小切口,将套管针刺入膀胱,拔出针芯,再将导管经套管送入膀胱,观察引流通畅后,拔出套管,妥善固定引流导管。

（6）对曾经作过膀胱手术的患者需特别慎重,以防穿入腹腔伤及肠管。

三、注意事项

（1）病人应最大限度地憋尿,穿刺方能成功。

（2）穿刺留尿培养标本的前三天停用抗生素。

（3）不宜饮水太多或利用利尿剂,以免尿液稀释,结果不准,最好为病人清晨第一次隔夜尿。

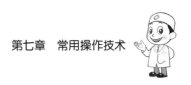

（4）腹膜炎及大量腹水病人一般不做此项检查。

第六节 人工呼吸术

一、目的

人工呼吸术是在病人呼吸受到抑制或停止，心脏仍在跳动或停止时的急救措施。此时以借助外力来推动隔肌或胸廓的呼吸运动，使肺中的气体得以有节律地进入和排出，以便给予足够的氧气并排出二氧化碳，进而为自主呼吸的恢复创造条件，力争挽救生命。

二、适应证

（1）溺水或电击后呼吸停止。

（2）药物中毒，如吗啡及巴比妥类中毒。

（3）外伤性呼吸停止，如颈椎骨折脱位，压迫脊髓者。

（4）呼吸肌麻痹，如急性感染多发性神经炎、脊髓灰质炎，严重的周期性麻痹等。

（5）颅内压增高，发生小脑扁桃体疝或晚期颞叶钩回疝有呼吸停止者。

（6）麻醉期中麻醉过深，抑制呼吸中枢，或手术刺激强烈，发生反射性呼吸暂停，或使用肌肉松弛药后。

三、方法

人工呼吸的方法甚多，但以口对口呼吸及人工加压呼吸效果最好。故在呼吸停止、尤其是循环骤停的抢救中，应首先选用。

术前措施：施术前应迅速检查，消除患者口腔内之异物、黏液及呕吐物等，以保持气道畅通。

（一）口对口人工呼吸法

此法简单、易行、有效。它不仅能迅速提高肺泡内气压，提供较多的潮气量（每次约500～1000ml），而且还可以根据术者的感觉，识别通气情况及呼吸道有无阻塞。同时，该法还便于人工呼吸术及心脏按压术的同时进行。

1. 操作步骤

（1）病人仰卧，术者一手托起病人的下颌并尽量使其头部后仰。

（2）用托下颌的拇指翻开病人的口唇使其张开，以利吹气。

（3）于病人嘴上盖一纱布或手绢（或不用），另一手捏紧病人的鼻孔以免漏气。

（4）术者深吸一口气后，将口紧贴病人的口吹气，直至其上胸部升起为止。

（5）吹气停止后，术者头稍向侧转，并松开捏病人鼻孔的手。由于胸廓及肺弹性回缩作用，自然出现呼吸动作，病人肺内的气体则自行排出。

（6）按以上步骤反复进行，每分钟吹气 14～20 次。

2. 注意事项

（1）术中应注意患者之呼吸道通畅与否。

（2）人工呼吸的频率，对儿童婴儿患者可酌情增加。

（3）吹气的压力应均匀，吹气量不可过多，以 500～1000ml 为妥。用力不可过猛过大，否则气体在气道内形成涡流，增加气道的阻力，影响有效通气量；或者因压力过大，有使肺泡破裂的危险，以及将气吹入胃内发生胃胀气。

（4）吹气时间忌过短亦不宜过长，以占一次呼吸的三分之一为宜。

（5）如遇牙关紧闭者，可行口对鼻吹气，方法同上，但不可捏鼻而且宜将其口唇紧闭。

（二）举臂压胸法

此法也是较为简单有效的方法。病人潮气量可达 875ml，仅次于口对口呼吸法。

（1）病人仰卧，头偏向一侧。肩下最好垫一块枕头。

（2）术者立（或跪）在病人头前，双手捏住病人的两前臂近肘关节处，将上臂拉直过头，病人胸廓被动扩大形成吸气，待 2～3 秒钟后，再屈其两臂将其放回于胸廓下半部，并压迫其前侧方向肋弓部约 2 秒钟，此时胸廓缩小，形成呼气。依此反复施行。

（3）注意事项：①病人应置于空气流通之处。②病人衣服须松解，但应避免受凉。③如病人口中有呕吐、血液、痰液等，应迅速予以清除；有义齿者，应当取出。必要时，将其舌以纱布包住拉出，以免后缩阻塞呼吸道。④呼吸速度，以 14～16 次/分为宜，节律均匀。⑤压胸时压力不可过大，以免肋骨骨折。

（三）仰卧压胸人工呼吸法

（1）患者仰卧，背部垫枕使胸部抬高，上肢放于体侧。

（2）术者跪于患者大腿两则，以手掌贴于患者两侧肋弓部，拇指向内，余四指向外，向胸部上方压迫，将气压出肺脏，然后松手，胸廓自行弹回，使气吸入。

（3）如此有节奏地进行，每分钟按压 18～24 次为宜。

（四）俯卧压背人工呼吸法

（1）患者俯卧头向下略低，面转向一侧，两臂前伸过头。

（2）施术者跪于患者大腿两则，以手掌贴于患者背部两侧肋弓部，拇指向内，余四指向外，压迫背部下后方两侧。每分钟18～24次。

压胸或压背呼吸法过去常用，但因潮气量很小，其效果远较口对口及举臂压胸呼吸法为差，故目前已很少用。

（五）膈神经刺激法

应用毫针及电子仪器刺激膈神经，使膈肌产生节律性收缩，从而达到节律性呼吸的目的。

方法：以一寸半毫针刺入膈神经刺激点。该点位于胸锁乳突肌前沿的中点，颈总动脉搏动处，亦即人迎穴部位，向下方刺达横突再退出少许，接上68型治疗仪，以两侧人迎穴作为一对电极。也可在人迎穴旁再插一毫针，与人迎穴作为一对电极，两侧共两对电极。一般治疗仪的Ⅱ、Ⅲ频率，通电后即出现膈式呼吸。呼吸频率及深浅，可通过调节强度的旋钮来控制。

（六）加压人工呼吸法

常用的有以下两种：

（1）简易呼吸器法：简易呼吸器是由呼吸囊、呼吸活瓣、面罩及衔接管等部分组成。呼吸囊由内外两层构成，内层是泡沫塑料，外层是由特制的乳胶制造的。呼吸囊有弹性，挤压后能自动恢复原形。呼吸囊入口处装有单向进气活瓣相接，挤压时空气由此而出。在进气活瓣处装有另一活瓣，放松囊时进入空气；其前出口处与另一气活瓣相接。挤压时空气由此而出。在进气活瓣处装有另一侧管，可接氧气；呼吸活瓣处亦装有一侧管，可与面罩、气管插管或气管切开套管相连，挤压呼吸囊时，使病人吸入空气（或氧气）；放松呼吸囊时则呼气，并通过呼吸活瓣而排至大气中。本法一次挤压可有500～1000ml的空气进入肺。简易呼吸器轻巧便于携带，特别适用于现场抢救及基层医疗单位。

（2）空气麻醉机法：空气麻醉机的构造有面罩、螺纹管、呼吸囊、单向的吸入及呼出活瓣。应用时用面罩罩住病人的口鼻，托起下颌，有节律地（14～16次/分）挤压折叠风箱即可达到加压人工呼吸的目的，每次挤压可进入气体500～1500ml。亦可将衔接管接压气管插管或气管切开套管上行加压呼吸，效果很好。

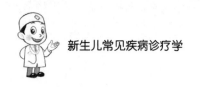

第七节 心包穿刺术

一、适应证

（1）抽液检查，以确定积液性质及病原。

（2）大量积液有填塞症状时，放液治疗；化脓性心包炎穿刺排脓。

（3）心包腔内注射药物。

二、禁忌证

（1）出血性疾病。

（2）如抽出液体为血液，应立即停止抽吸。

三、准备工作

（1）向患者说明穿刺的目的，并嘱患者穿刺时勿咳嗽或深呼吸。

（1）器械准备：心包穿刺包、手套、治疗盘（棉签、碘酒、酒精、胶布、局部麻醉药）。如需心包腔内注射药物，应同时准备。

四、操作方法

（1）病人取半卧位。

（2）可任选下述三个部位之一穿刺。

左侧第 5 肋间锁骨中线外心浊音界内 1～2cm 处，沿第 6 肋骨上缘向背部并稍向正中线刺入。如膈肌较低，可以从第 6 肋间刺入。此法最常用。

在剑突和肋弓缘所形成的夹角内，穿刺针与胸壁成 30°角度，向上穿刺可进入心包腔下部与后部。

如心浊音或心影向右扩大较显著，可于胸骨右缘第 4 肋间刺入。此法有伤及乳房内动脉之危险，故需特别谨慎。

（3）用碘酒、酒精进行常规皮肤消毒。解开穿刺包，戴无菌手套，并检查穿刺包内器械（注意穿刺针是否通畅），铺无菌孔巾。

（4）在穿刺点用 2% 普鲁卡因从皮肤至心包外层作局部麻醉。

（5）用止血钳夹住穿刺针后的橡皮胶管，左手固定穿刺部位局部皮肤，右手持无菌纱布包裹的穿刺针，由麻醉部位刺入。在心尖部进针时，应使针自下向上，向脊柱并稍向心脏方向缓慢刺入;在剑突下进针时,应使针与腹壁成30~40度角,向上、向后并稍向左进入心包腔后下部。待感到针头阻力消失时,则表示已穿过心包外层,并可见针头有与心脏搏动同步的震动,此时应固定穿刺针,将30ml注射器套于针座的橡皮管上,助手松开橡皮管上的止血钳,缓慢抽吸液体,当针管吸满后,先用钳子将橡皮管夹住,再取下针管以防空气进入。

(6)将抽出液体分盛于两个试管中,以供检验。

(7)术毕,拔出针头,局部盖消毒纱布后用胶布固定。

第八节　心电图操作

(1)开机前各旋钮应置以下位置:

导联开关置于"0";走纸速度置于"25";增益开关置于"1";记录开关放置"准备"。

(2)打开仪器电源开关,预热2~3分钟,机器性能符合(要求)标准即可使用。

(3)按放电极,涂导电液适宜,电极位置准确,处理皮肤电阻,正确安放电极绑扎松紧合适。

(4)旋转导联开关至"观察",注意观察热笔适中,基线平稳,有无干扰,描笔随心跳摆动情况。

(5)依次描记各导联波型,一般每导联描记3~5组,转换导联时必须封闭进行。心律不齐者,选择P波清晰导联延长描记。

(6)根据病情需要会同经治医师指导病人进行各种试验检查,提高阳性率。

(7)每查完一人,应注明患者姓名(或编号),标记导联,使用药物或特殊描记要予以注明。

(8)检查完毕后,将各旋钮开关转回正常位置,关闭电源开关。

第九节　胸腔闭式引流术

一、适应证

(1)急性脓胸及部分慢性脓胸仍有胸腔积脓者。

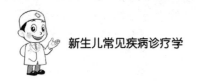

（2）胸部开放或闭合性损伤,肺及其他胸腔大手术后。

二、术前准备

（1）根据体征或胸部 X 线、超声检查,确定胸腔积液积气部位,并在胸壁上予以标记,以利于术中定位。

（2）术前应向病友介绍手术概要,争取配合,危重病人应向家属说明病情。

（3）术前应给予适量镇静剂。

三、手术注意点

（1）患者取斜坡或侧卧位,局麻。

（2）在原胸壁标记处作胸腔穿刺,确定位置后,一般取 6～8 肋间或合适的最低位引流,单纯气胸应在锁骨中线第二肋间放引流管,置引流管于胸腔后,将其固定于皮肤上,末端接水封瓶。

（3）引流管放入胸腔之长度一般不超过 4～5cm。

（4）术中应取胸腔积液作常规检查、细菌培养并测定药物敏感度。

四、术后处理

（1）保持引流管通畅。

（2）首次排液排气量应适量,如发现病人有心慌、咳嗽、大汗、呼吸困难等纵膈摆动征时立即停止,并予以适当处理,待情况稳定后再分次排液排气,以保证充分引流。

（3）逐日记录引流的数量和性质,鼓励病人深呼吸及咳嗽,促进肺扩张,帮助病人变换体位,以利引流。

（4）定期胸透,了解胸腔引流情况。

第十节　胸腔减压术

一、适应证

（1）外伤性张力气胸,胸腔大量积气,引起呼吸困难者。

（2）自发性张力性气胸,经胸穿不能缓解症状者。

二、手术注意点

（1）急救时可末端有瓣膜装置（橡皮手指套）,一端用线扎于针头,盲端剪一小孔,或连接置于水封瓶中之排气管的针头,于锁骨中线第二肋间刺入胸腔并固定之,进行排气。

(2)情况许可时应作胸腔置管闭式引流。

第十一节　硬膜下穿刺术

硬膜下穿刺术是神经科临床常用的检查方法之一,对神经系统疾病的诊断和治疗有重要价值、简便易行。

一、适应证

(1)细菌性脑膜炎疑有硬脑膜下积液/积脓,须明确诊断或施行放液治疗者。

(2)疑有硬脑膜下积血,须明确诊断或施行治疗。

二、禁忌证

(1)穿刺部位有皮肤感染。

(2)前囟闭或很小。

(3)相对禁忌证:有出血倾向者应在凝血障碍纠正后行硬膜下穿刺检查。

三、穿刺方法及步骤

(1)患儿洗头并剃去前囟周围之头发,患儿仰卧台上,肩下垫枕使头颈后仰,助手固定好患儿头部。

(2)头部常规皮肤消毒,术者戴手套铺好无菌洞巾,穿刺点在前囟侧角最外点或最外点偏内侧 0.25~0.5cm,用左手食、拇指固定皮肤,右手用斜面较短的 7~8 号注射针头,垂直刺入 0.25~0.5cm,当通过硬膜阻力消失有落空感时即达硬膜下腔,此时可见液体流出,即可送检。如有血性、脓性或黄色渗液,可慢慢放出 15~20ml/侧,为了治疗目的可再在另一侧放液。

(3)术毕拔针消毒,压迫 2~3 分钟后看有否继续出血或脑脊液流出,然后盖以纱布再用胶布加压固定。

四、并发症及防治

(1)头皮水肿:为最常见的并发症,多见于穿刺后压迫时间不够或方法不恰当导致,故拔针后应压迫 2~3 分钟后,然后盖以纱布再用胶布加压固定,最好再按压 10~

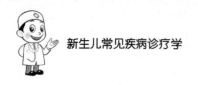

15 分钟。

（2）刺破静脉窦（常见矢状窦），导致出血;注意尽量靠近前囟侧角内侧进行穿刺。

（3）损伤脑组织，导致穿刺后癫痫发作;注意穿刺不能过深,且在穿刺过程中需固定好患儿头部避免意外发生。

第十二节　肿瘤穿刺活检

一、目的

建立肿瘤穿刺活检标准操作规程,确保操作的规范性和准确性。

二、范围

适用于肿瘤相关疾病诊断及治疗。

三、操作规范

（一）操作前准备

1. 患者方面

（1）小儿须住院,影像学（CT 或 MRI 等）检查明确有肿瘤占位,B 超检查有 B 超引导穿刺路径,术前常规检查（包括凝血功能）无手术禁忌证,部分病例需术前查血型及交叉配血。

（2）需基础麻醉的患儿在术前 6 小时禁饮、禁食,防止检查时可能发生呕吐。

（3）术中对生命体征可能影响的包括纵隔及胸腔肿瘤穿刺需据情考虑在手术室全身麻醉下进行。

（4）做好本次穿刺失败需二次穿刺或开放活检思想准备。

2. 医生方面

（1）局部麻醉下肿瘤穿刺活检术:

①与患儿及家属交谈,签穿刺同意书,争取患儿配合。

②B 超下确认有穿刺路径,结合术前读片选定穿刺部位。

③预约 B 超。

④凝血四项 + 交叉配血,停抗凝药的使用。

⑤涉及腹部肿瘤穿刺,需屏气训练 >15 秒。

⑥器械准备:棉花纤3包;碘酒酒精一套;口罩帽子2付;手套3双;1%普鲁卡因2支;空针10ml×4支;敷贴2张;放置福尔马林标本固定液安瓶一只;生理盐水1瓶;抢救药物(非乃根、肾上腺素、阿托品、地塞米松各2支)穿刺包(穿刺针16号、20号各1支,穿刺枪1支,纱布4块,消毒洞巾一块)。

(2)基础麻醉下肿瘤穿刺活检术:

①与患儿及家属交谈,签穿刺同意书,争取患儿配合。

②预约B超、基础麻醉预约(分别送手术通知单到B超室及手术室)。

③B超下确认有穿刺路径,结合术前读片选定穿刺部位。

④凝血四项+交叉配血,停抗凝药的使用。

⑤术前禁食>6小时、禁饮>4小时。

⑥不做屏气训练。

⑦床旁准备吸痰器和氧气。

⑧其他准备同局部麻醉下。

(3)全身麻醉下肿瘤穿刺活检术:

①与患儿及家属交谈,签穿刺同意书,争取患儿配合。

②预约B超、全身麻醉预约(分别送手术通知单到B超室及手术室)。

③B超下确认有穿刺路径,结合术前读片选定穿刺部位。

④凝血四项+交叉配血,停抗凝药的使用。

⑤术前禁食>6小时、禁饮>4小时。

⑥术前告知穿刺术后有送ICU复苏、监护可能。

(二)操作步骤

1.局部麻醉

(1)操作在住院部B超室进行。

(2)根据穿刺部分不同选取不同体位。

(3)B超选择穿刺部位,并在皮肤做记号定位。

(4)准备肿瘤穿针(穿刺枪)。

(5)2%普鲁卡因局部麻醉皮肤皮下。

(6)持20号穿刺针进入皮肤后,在B超引导下进针至肿瘤包膜下,B超屏幕显示穿刺方向在肿瘤无或少血管区,按压穿刺枪并迅速拔出。

(7)无菌生理盐水空针冲洗穿刺针,得到肿瘤组织,放入福尔马林标本固定液安瓶。共穿刺3到4条肿瘤组织标本送检。

(8)无菌纱布按压穿刺点 5 分钟至不出血,以无菌敷片贴穿刺点,穿刺医生送患儿回病房。

2. 基础麻醉

(1)操作在住院部 B 超室进行。

(2)根据穿刺部分不同选取不同体位。

(3)B 超选择穿刺部位,并在皮肤做记号定位。

(4)麻醉医师静脉或肌注给予基础麻醉药。

(5)准备肿瘤穿刺针(穿刺枪)。

(6)持 20 号穿刺针进入皮肤后,在 B 超引导下进针至肿瘤包膜下,B 超屏幕显示穿刺方向在肿瘤无或少血管区域时按压穿刺枪并迅速拔出。

(7)无菌生理盐水空针冲洗穿刺针,得到肿瘤组织,放入福尔马林标本固定液安瓶。共穿刺 3 到 4 条肿瘤组织标本送检。

(8)无菌纱布按压穿刺点 5 分钟至不出血,以无菌敷片贴穿刺点,穿刺医生与麻醉医师一起送患儿回病房。

3. 全身麻醉

(1)操作在住院部手术室进行。

(2)手术室护士将患儿接入手术室,根据穿刺部分不同准备不同体位。

(3)B 超选择穿刺部位,并在皮肤做记号定位。

(4)麻醉医师全身麻醉患儿。

(5)准备肿瘤穿刺针(穿刺枪)。

(6)持 20 号穿刺针进入皮肤后,在 B 超引导下进针至肿瘤包膜下,B 超屏幕显示穿刺方向在肿瘤无或少血管区域时按压穿刺枪并迅速拔出。

(7)无菌生理盐水空针冲洗穿刺针,得到肿瘤组织,放入福尔马林标本固定液安瓶。共穿刺 3 到 4 条肿瘤组织标本送检。

(8)无菌纱布按压穿刺点 5 分钟至不出血,以无菌敷片贴穿刺点。患儿复苏后送回病房或送 ICU 监护由麻醉医师决定。

(三)术后处理

(1)穿刺后 72 小时内卧床休息,医护人员监测血压等生命体征。

(2)术后监测血常规,了解出血情况。

(3)穿刺标本送病理科光镜或免疫组化检查。

(4)术后止血药 3 天或以上。

（5）根据检查检查结果确定是否进行二次穿刺或开放手术活检,或进行进一步治疗。

第十三节　根管治疗术

一、适应证和禁忌证

（1）适应证:各种类型的牙髓病和根尖周病;牙髓牙周综合征;选择性根管治疗如需行桩冠修复的患牙,修复前有可疑牙髓病变的牙,修复错位牙及行根切术等可能导致的牙髓暴露等。

（2）禁忌证:无功能或无修复价值的牙;无足够牙周支持的患牙;患牙预后不良或患者不能合作或患者有严重的全身系统性疾病不能耐受治疗。

二、术前准备

根据患者主诉、病史、临床检查及 X 线片检查明确诊断。诊断明确后,制定根管治疗计划,并向患者讲明治疗方案及可能出现的问题,经患者知情同意后再进行治疗。

器械准备:包括感染控制,高压消毒所有金属器械等(推荐使用橡皮障)。

三、髓腔入口的制备(开髓)

（1）开髓:髓腔入口是进入髓腔的通道,其形状、大小、方向取决于髓腔的解剖形态,制备髓腔入口时,首先用金刚砂钻或裂钻去除所有龋坏组织和,并穿入髓腔;然后换球钻从髓室顶到洞口上下提拉,去除全部髓顶,使髓室充分暴露;后用金刚砂钻修整洞形。

（2）质控标准:髓室壁与根管壁连续流畅,并且不对器械产生阻力,保证器械可循直线进入根管弯曲处。髓腔入口的制备既要使髓腔充分暴露,又要尽量少破坏健康牙体组织,并应避免发生牙颈部台阶、穿孔及髓室底的过度切削和穿孔等。

（3）髓腔初步清理:开髓后,先用锋利的挖器去除髓室内容物,用尖探针探查根管口,使根管口充分暴露,再用倒钩髓针去除根髓,如果牙髓已坏死可配合冲洗进行清理;对于细小的根管,不要用拔髓针拔髓,以免发生折断;可用 10#K 锉做初始预备,残留根髓及根管壁上残留的感染牙本质可在根管预备过程中用根管扩大器械去除。

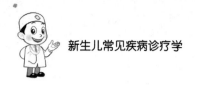

四、工作长度测定

确定工作长度是为了根管预备尽可能地止于根尖最狭窄处(牙本质牙骨质界)。常规应用根尖定位仪 ROOT ZX 测定工作长度(禁用于戴心脏起搏器患者;推荐插锉拍 X 线片确认)。

质控标准:将距根尖 0.5～1mm 处作为根管预备的工作长度。

五、根管预备

常用的根管预备方法主要为不锈钢 K 锉、镍钛 K 锉联合应用 G 钻的逐步深入(Step – down)技术及逐步后退(Step – back)技术,以逐步深入技术最常用,其预备原则:根尖 1/3 预备之前一定要有准确的工作长度:根管预备时一定保持根管湿润;预备过程中每退出或换用一次器械需用根管冲洗液冲洗根管,防止碎屑阻塞;根管锉不可跳号;对弯曲根管,根管锉应预弯;为便于根管充填,根尖最小扩大为25#:根据初尖锉的不同,主尖锉一般比初尖锉大 2～3 号。

六、逐步后退技术程序

(1)确定工作长度:方法同前。

(2)根尖预备:将初尖锉预弯成与根管弯曲度一致的形状,轻轻插入根管,转动器械进行根管扩大。顺时针方向旋转 30°～60°,然后轻轻向下加压逆时针方向旋转 30°～60°,最后向外提拉退出器械,这种切削模式类似于上手表发条的方法。预备过程中每退出或更换一次器械,应用生理盐水和3%过氧化氢液交替冲洗根管(推荐使用2.5%次氯酸钠和17% EDTA 溶液)。根尖预备的最大号器械应比初尖锉大 2～3 个号码。为防止在预备过程中发生根管阻塞,在换用大号器械之前,可先用小一号器械插入根管内,去除根管内的牙本质碎屑,并用冲洗液冲洗并润滑根管壁。以根管工作长度 20mm、初尖锉 15# 的根管为例,根尖预备时器械进入根管内的顺序依次为:15# – 20# – 15# – 25# – 20#,每个器械的操作长度均为 20mm。

(3)逐步后退预备:根尖预备完成后,根管尖部和中部通过器械每增加一号、工作长度减少 1mm(0.5mm)的方法敞开,即逐步后退。在逐步后退预备时,每更换大一号器械前,应将主尖锉插入至操作长度,去除根管内的牙本质碎屑,并用冲洗液冲洗,防止根管阻塞。

(4)根管中上部的预备:根管中上部用 G 钻进行预备,顺序使用1#、2#、3#或4#G 钻;每换用大一号 G 钻时,操作长度减少 2mm,并将主尖锉器械插入至工作长度,去除根管内的牙本质碎屑,并用冲洗液冲洗。

(5)根管壁的修整:使用主尖锉将根管壁修整成为连续的锥形,方法是将主尖锉插入根管至工作长度,使用锉法消除阶梯,并用冲洗液洁净根管。

七、逐步深入技术程序

(1)根管中上部的预备:参考术前 X 线片,用 10#和 15#K 锉疏通根管后,再用 20#和 25#K 锉扩大根管的冠三分之二(16mm);然后使用 2#和 3#G 钻进一步敞开根管的中上部(14mm 和 12mm);G 钻通过具有恒定速度的慢速手机驱动,并轻轻向下加压进行切削。更换器械时使用 3% 过氧化氢液和生理盐水冲洗根管。

(2)确定工作长度:方法同前。

(3)根尖预备:根尖预备的方法与逐步后退技术使用的方法相同,根尖预备的最大号器械应比初尖锉大 2 个或 3 个顺序号。

(4)逐步后退预备:这一阶段根管的预备方法与逐步后退法中的逐步后退预备相同,一般制备 3~4 个阶梯。

(5)根管壁的修整:使用主尖锉进行根管壁的修整,使根管形成连续的锥形。

使用逐步深入技术扩大根管时应注意:由于工作长度的测量是在根尖预备时进行的,因此在预备根管中上部之前,应能根据术前 X 线片较为准确地推测根管的工作长度或用根尖定位仪测定初步工作长度。

根管预备的质控标准:根管经预备后,选择的侧压器应能自如地到距工作长度 1~2mm 处;主牙胶尖可以较容易地进入到根管的尖部;尽可能保持根尖狭窄区的原始位置和大小;根尖狭窄区明显,有明显的停顿;根管壁光滑无台阶;预备后的根管形态为冠方大根端小的连续锥形、无偏移。

八、根管消毒

两次治疗间期,经预备的根管需进行根管封药消毒以防止残留于根管内的细菌生长繁殖。对于活髓牙如冠折露髓及因修复要求需行根管治疗的牙可在局部麻醉下行一次根管治疗,不需根管封药。

九、根管充填

根管经预备、消毒后,应进行严密的根管充填,有效消灭死腔,阻断来自根尖及冠方的各种微漏,阻止外界细菌和污染物的渗入,防止再感染,创造一个有利于根尖愈合的良好生物环境。通常情况下,只要患牙无疼痛或其他不适,根管无臭味,无渗出液,

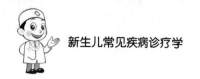

窦道完全闭合即可进行根管充填。

常规使用侧向加压根管充填技术,材料主要选用标准牙胶尖和根管封闭剂。

侧向加压充填技术:

(1)选择侧向加压器:侧向加压器应能无阻力地插入至距工作长度 1～2mm。

(2)试尖:根管充填前需进行试尖,主尖(主牙胶尖)的大小通常与主尖锉一致。选择相应大小的标准牙胶尖作为主尖,根据操作长度用镊子在主尖相应部位夹一压痕,将其插入根管内至正好到达作好标记的工作长度处,插至工作长度处应有摩擦感,如不能到达工作长度则应换小一号牙胶尖,如果无摩擦感则需剪除牙胶尖尖端后再试直至有摩擦感为止。拍插有主尖的 x 线片确定主尖在根管内的具体位置。如 X 片显示主尖位于距根尖 1～2mm,可行根管充填;如果主尖位于距根尖 2～3mm 或超出根尖,则需重新试尖;如果距根尖 3mm 以上,则需重新行根尖预备和试尖。

(3)涂根管封闭剂:选用与主尖锉相当的锉或小一号的锉,在尖端沾适量根管封闭剂,插入至工作长度,反时针方向旋转退出,将封闭剂均匀地涂布到根管壁上。

(4)放置主尖:将选定的主牙胶尖蘸取根管封闭剂缓慢插至工作长度。

(5)侧向加压:将选定的侧向加压器紧贴主尖缓慢旋转插入至距工作长度 1～2mm 处,放置 15 秒钟以上,旋转 180 度后退出侧向加压器;沿形成的空隙插入副牙胶尖,如此反复操作直至整个根管充填紧密,加压器只能进入根管口 2～3mm 为止。

(7)垂直加压:用烧热的挖匙将多余的牙胶从根管口切断去除,选用合适的垂直加压器对根管口软化牙胶垂直加压,使牙胶紧密充填根管颈 1/3 区。

根管充填质控标准:完成根管充填后均需拍 x 线片检查充填效果:①适充:根充材料距根尖≤2mm,根管充填致密;②欠充:根充材料距根尖 2mm 以上或根管充填不致密;③超充:根充材料超出根尖。

第十四节　玻璃离子材料充填术

一、适应证

(1)前牙Ⅲ、Ⅳ类洞。

(2)根面龋的修复。

(3)乳牙各类洞修复。

二、术前准备

（1）医生准备、椅位调整、照明参考第一节窝洞预备技术；

（2）器械准备：口镜、镊子、探针各一支、口杯、纸巾一套、高速手机一支、小号金刚砂球钻一根、裂钻一根、无菌脱脂棉球若干、75%酒精、水门汀充填器一支、消毒玻璃板一块、塑料调拌刀一把、凡士林、玻璃离子粘固粉一套（可选择增强型玻璃离子或进口玻璃离子黏固粉）、如需护髓另需准备氢氧化钙套装。

三、操作程序

（1）牙体预备：窝洞的点、线角应圆钝，不必强求固位形。

（2）清洗窝洞，隔湿：除极近牙髓的窝洞先用氢氧化钙护髓外，一般不用垫底。

（3）牙面处理：传统的自凝玻璃离子粘固剂，75%酒精处理即可。

（4）涂黏结剂：调和型玻璃离子可用玻璃离子液体湿润，光固化玻璃离子要均匀涂布黏结剂。

（5）充填材料：将调拌好的充填材料从窝洞的一侧送入窝洞，以排除空气，防止气泡形成，直至窝洞充填满，用充填器压实（或用75%酒精小棉球按压、塑形）。

（6）修整外形及打磨、调牙合、抛光。

四、注意事项及医嘱

（1）玻璃离子材料包括玻璃离子体和复合体，根据固化形式分为光固化型和化学固化型。化学固化型玻璃离子粘固剂的修复方法基本相同。

（2）调和型玻璃离子需用塑料调拌刀，避免使用金属调拌刀引起变色。

（3）窝洞消毒隔湿、干燥后应保持湿润性，有记录提到可用玻璃离子液体湿润，另可辅助增强玻璃离子与牙体组织的黏结性。

（4）嘱患者2小时内避免用患牙咀嚼。

第十五节　乳牙拔除术

一、适应证

（一）不能保留的患牙

（1）牙冠破坏严重，已无法再修复的乳牙，或已成残冠、残根者。

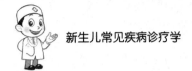

(2)生理性替换的露髓牙,牙根吸收 1/3 以上,根管感染不宜做根管治疗者,根尖、根分叉区骨质破坏范围广,尤其炎症已涉及后继恒牙牙胚,或后者牙根已大部分形成,乳牙根尖周感染致其牙根吸收受影响,受后继恒牙萌出力的推压,使患牙根尖露出龈外,甚至使局部黏膜发生创伤性溃疡。

(3)乳牙外伤致牙根近颈部 1/2 区折断,或外伤牙处于骨折线上不能治愈的乳牙。

(4)有病灶感染迹象而不能彻底治愈的乳牙。

(二)因咬合诱导需拔除

(1)后继恒牙即将萌出或已萌出,乳牙松动明显或成滞留牙。

(2)影响恒牙列正常形成的乳牙,如低位乳牙或为减数顺序拔牙需拔除者、

(三)其他:多生牙及不能保留的新生牙

二、禁忌证

1. 全身症状

(1)白血病、血友病、贫血、血小板减少症等血液病患者。

(2)糖尿病、甲状腺功能亢进等内分泌疾病者。

(3)患心脏、肾脏等疾病的患者。

(4)急性感染、发热者。

2. 局部因素

(1)患牙根尖周组织和牙槽骨急性炎症明显,应先用药物控制。

(2)患者伴急性广泛性牙龈炎或严重口腔黏膜疾病,应控制症状消炎后再行拔牙术。

三、操作程序及方法

1. 术前准备:医生、器械准备

(1)医生准备。

(2)器械准备。

口腔常规器械、口杯、纸巾、棉球、2% 利多卡因 5ml(或必兰麻 1.7ml)、5ml 注射器一支、牙钳、牙挺、1% 碘酊。

①了解患儿健康状况,向家长说明拔除患牙的理由。

②以亲切的态度接待患儿,因可能消除其紧张感。

③手术器械的准备,按手术要求选择经严格消毒的器械。

④对疑有或有药物过敏的患儿应做药物过敏试验。

⑤清洁、消毒口腔,可用口洁素等消毒液漱口。

⑥术前再次检查、核对患牙,以免误拔。

⑦选用适合患牙牙颈部的牙钳。乳牙拔除术常可省略牙挺的使用,拔除残根时则主要使牙挺或根尖挺。

⑧备有 X 线片者应仔细参阅可使手术顺利。

2.局部麻醉

注射进针点做黏膜消毒,需要时可加涂表面麻醉剂。

3.拔除手法

(1)患牙周围牙龈用1%碘酊棉球拭涂消毒,分离牙龈。

(2)上、下颌乳前牙拔除应慢慢转动,脱位后自牙槽窝内拉出。

(3)上、下颌乳磨牙拔除时,牙钳尽力插入钳住颈根部,做颊舌向缓慢摆动,脱位后向外牙槽窝外拉出。

4.拔除后处理

乳牙拔除后一般不搔刮,若有牙的残片和肉芽组织,则应去除,乳牙过深的根尖小残片,为避免伤及恒牙牙胚时,可不强求挖去,随其日后排除。

5.缩小创口

术者对创口稍压其颊舌侧,使之缩小。

6.消毒棉球覆盖

嘱咐咬紧棉球10～30分钟后去除。

四、注意事项

(1)把握好适应证与禁忌证。患儿与全身系统疾病有关时,应及时请有关专科会诊、治疗后再加考虑。

(2)对拔下的乳牙应仔细检查,观察牙根有无折断,与牙根生理性吸收区别。

拔牙时用力应缓慢。乳前牙常因生理性吸收使牙根唇舌向呈薄片状,若唇舌向摆动易致折断。

(3)术后详细医嘱,勿触摸创口,勿不停吸吮创口及吐口水,以免拔牙后出血,勿咬或指触局部麻醉作用尚未消失的软组织,以免人为致创伤。

(4)避免当日进食较热食物。

第十六节　窝洞制备

（1）医师自身的准备：医生的医疗技术水平是解除患者疾苦的主要因素，但医生形象是患者的第一印象，是患者能够信任的关键。因此，医生要衣着整洁，精神状态良好，还必须戴口罩、帽子，修剪指甲，并洗手消毒，戴消毒手套。

（2）椅位调整：调节椅位既是为了患者舒适安全，又使医生操作方便和减轻疲劳。检查治疗时，患者半卧或平躺于椅上，上颌牙牙合平面与地平面约成 45 度角，下颌牙牙合平面应与地面平行，医生的肘部应与患者的头部高度大致相同，若以时钟的字码表示其位置，患者头位为 12:00，医生应位于 9:30 ~ 12:30 之间，而助手的位置应在 12:30 ~ 2:30 之间。医生检查时，脚底平放于地面，大腿下缘和双肩与地面平行，背部挺直，头部略向前倾。

（3）照明：光线由助手调节，口腔检查时必须有适宜的照明，不同的检查部位对光线需有不同的照明要求，最好完全利用自然光线，在进行其他检查时，往往自然光不能充分满足照明的需要，而需辅以灯光照明，通常选择光线能比较集中照到口腔的冷光源。

（4）器械准备：口镜、镊子、探针各一支，口杯、纸巾一套、高速手机一支、小号金刚砂球钻一根、裂钻一根、无菌脱脂棉球若干、75% 酒精、

（5）设计窝洞。

（6）开扩洞口及病变区。

（7）去除大部分病变组织。

（8）设计和预备洞的外形。

（9）建立抗力形：是使修复体和余留牙结构获得足够抗力，在承受正常咬合力时不折裂的形状。主要有：

洞深：窝洞必须要有一定深度，使修复体有足够厚度，从而具有一定强度，洞底必须建立在牙本质上，一般洞底要求在釉牙本质界下 0.2 ~ 0.5mm，但根据窝洞的部位和修复材料的不同洞深也不一样。

盒状洞形：底平，侧壁平直与洞底垂直，点线角圆钝的盒状洞形是最基本的抗力形，它使咬合力均匀分布，避免产生咬合力集中。

阶梯的预备：双面洞的牙合面洞底与邻面洞的轴壁应成阶梯，髓壁与轴壁相交形

成的轴髓线角应圆钝,邻面的龈壁与牙长轴垂直,并要有一定深度,至少1mm。从而分散牙合力和保护牙髓。

去除无基釉和避免形成无基釉:无基釉缺乏牙本质支持,在承受咬合力时易折裂,除前牙外,一般情况下都应去除所有无基釉。同时,窝洞预备时侧壁应与釉柱方向一致,防止形成无基釉。

薄壁弱尖处理:薄壁弱尖是牙的脆弱部分,应酌情降低高度,减少牙合力负担,防止折裂。

(10)预备固位形:防止修复体在侧向或垂直方向力量作用下移位、脱落的形状。主要有:

倒凹固位:倒凹是在洞底的侧髓线角或点角处平洞底向侧壁牙本质做出的潜入小凹,充填体突入倒凹,形成洞底略大于洞口的形态,从而防止充填体与洞底呈垂直方向脱位。倒凹一般位于牙尖下方。

鸠尾固位形:多用于双面洞,借助于峡部的扣锁作用防止充填体从与洞底呈水平方向脱位。要求:

①鸠尾大小与邻面缺损大小相匹配,使修复体受力时保持平衡;

②鸠尾应有一定深度,尤其是在鸠尾峡处,以获得足够抗力;

③鸠尾预备时应沿牙合面的窝沟扩展,避让牙尖、嵴和髓角;

④鸠尾峡宽度一般在后牙为所在颊舌尖间距的1/4~1/3,前牙为邻面洞舌方宽度1/3~1/2;

⑤鸠尾峡的位置应在轴髓线角的内侧,牙合面洞底的牙合方。

梯形固位:邻牙合洞的邻面预备成龈方大于牙合方的梯形,防止修复体从与梯形底边呈垂直方向的脱位。

(11)预备辅助固位形:根据窝洞的情况决定并预备辅助固位形。辅助固位形包括邻面固位沟,龈壁的固位槽等。

(12)修整窝洞壁:检查洞侧壁龋坏是否已完全去净,洞底残存的少量龋坏是否完全去净;抗力形和固位形是否符合要求;洞外形是否圆钝,洞缘釉柱是否与釉柱排列方向一致。

(13)清理窝洞:彻底清洗窝洞,除去窝洞内所有碎片和残屑,检查有无残存感染牙本质、无基釉及任何不利于修复的情况。

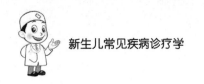

第十七节　乳牙干髓术

一、概述

乳牙干髓术是在牙髓失活后,去除冠部牙髓,将多聚甲醛干髓剂覆盖于根髓断而上。通过干髓剂的作用,使根髓干燥、硬化、固定,成为无菌干化组织,从而达到保留患牙,维持牙齿正常功能的目的。

二、适应证

(1)乳磨牙深龋修复时露髓。

(2)乳磨牙部分性牙髓炎。

(3)患儿不能接受注射局部麻醉。

三、禁忌证

(1)乳磨牙牙髓炎并发根尖周和(或)根分叉牙周组织炎症者。

(2)乳磨牙牙根吸收1/3以上者。

(3)不用于乳前牙。

四、操作程序及方法

(1)牙髓失活:扩开龋洞口,去除大部分龋蚀组织,暴露穿髓孔,于穿髓孔处放置6～8号球钻大小的失活剂,再用氧化锌丁香油糊剂封固窝洞。

(2)干髓修复:按所选用的失活剂要求确定封药日数,复诊去除封药,去尽龋损牙本质,制备洞型,揭去髓室顶,切除已失活的冠髓,清理髓室,擦干窝洞,在根管口的牙髓断面上覆盖1mm厚干髓剂,垫底,修复牙冠。

五、注意事项

(1)乳牙失活时宜首选多聚甲醛做失活剂,因其可缓缓释放出甲醛,使牙髓神经末梢麻痹,血管扩张充血,导致牙髓坏死。且作用温和,使用安全,失活效果较好。无条件选用多聚甲醛的可用金属砷,但不宜选用亚砷酸。

(2)封失活剂时应密封洞缘,避免药物泄漏。必须告诉患者复诊时间,复诊时必须检查、记录牙龈情况及记录确实取出失活剂。

（3）封失活剂时,常于失活剂上方置一个丁香油棉球,以缓解失活中的疼痛。如果是慢性牙髓炎急性发作,也可在露髓的龋洞内置一丁香油棉球安抚,3~5d后再封失活剂。

（4）熟悉髓腔解剖,尤其是髓室的形状和根管口位置。注意牙钻深入洞内的深度或方向,如果牙钻过深或方向过偏,都有可能将髓室底磨去过多甚至穿孔,应以提拉方式揭去髓顶,切勿盲目进行。

（5）乳牙干髓术,虽操作简便,疗程短,易被患儿接受,但因乳牙根管粗大,不易使根髓完全千尸化,可出现牙根过早吸收,或并发根尖周炎现象。因此,干髓术并非乳牙牙髓炎的理想治疗法,对距离替换期远而又处千重要位置的乳牙应慎用。

第十八节　色素激光操作

一、适应证

主要用于治疗皮肤色素增加性病变,如太田痣、咖啡斑、纹身、雀斑、黄褐斑、褐青色痣。

二、禁忌

（1）禁止用激光照射人体眼部、非病变部位皮肤。

（2）禁止用激光照射光亮表面,以防反射光造成意外损伤。

（3）禁止用激光照射易燃、易爆物品(如酒精、棉花等)。

（4）治疗相对禁忌证包括:孕妇、光过敏者、癫痫症、光敏药物治疗者、有瘢痕疙瘩史、活动性传染病、外伤、待治区域有疱疹、维A酸治疗者。

三、操作步骤

1. 开机

（1）打开机器后面开关,接通电源,面板上灯亮起。

（2）经过数分钟预热,当控制面板上显示 OFF,把钥匙旋转到 ON 的位置,面板上显示 CK KEY。

（3）机器开始自检,直至面板上显示 ON STB,按下 READY 按钮进入准备模式。

（4）将导光臂取下,准备治疗。

（5）根据病变选择合适的激光波长、能量、光斑大小、频率。

（6）踩脚踏开关发射激光至治疗部位，至治疗完毕。

（7）治疗时对患者眼睛进行避光保护，操作人员戴防护镜。

2.关机

（1）把钥匙旋转到 OFF 的位置，控制面板上显示 OFF。

（2）关闭机器后面开关，关闭电源，面板上灯熄灭。

（3）合拢及放好导光臂。

四、日常维护

（1）用目视观察治疗头内镜片表面是否被污染，如污染用镜头纸加无水酒精将其擦拭干净。

（2）保持房间内干燥无尘，定期室内消毒。

（3）尽量少移动机器，减少震动。

第十九节　NB－UVB 紫外光疗仪操作

一、适应证

银屑病、白癜风、玫瑰糠疹、湿疹、斑秃、掌跖脓疱病、毛囊炎、带状疱疹、泛发性扁平苔癣等

二、禁忌证

（1）活动性肺结核、甲亢、心肝肾功能衰竭、光感性皮肤病（红斑狼疮、着色性干皮病及其他光敏感性皮肤病）、皮肤癌、白内障和无晶体者、接受放疗或同位素治疗者。

（2）有黑色素瘤病史或家族史、严重光损伤和以前使用过离子辐射或砷剂者、免疫功能低下者。

三、光疗期间注意事项

（1）告知病人在治疗期间不宜食用酸橙、无花果、香菜、野菜、芥菜、莴苣等有光敏作用的蔬菜和水果，以及四环素、磺胺、异丙嗪、冬眠灵、炔诺酮等具有光敏作用的药物。

（2）对多数适应 UV 治疗的疾病，往往需要数次或数十次照射治疗方能起效，中途

中断治疗会影响疗效。

(3)部分病人在治疗后可出现红斑、干性皮肤瘙痒,偶尔会出现水疱,一般经减少照射剂量、次数或外用药后会很快恢复。

(4)如果治疗后有特殊情况,告知病人立即来本科复诊。

四、操作步骤

(1)开机:打开电源开关,面板显示屏亮起。

(2)照射:病人充分暴露病变部位,站入照射仓,前后左右距离光源21cm。带上防护眼罩。

(3)选择剂量:根据皮肤分型或最小红斑量输入起始光照量(J/cm²)。

(4)剂量调整:根据光照后皮损反应,调整光照计量,每次递增10%。但如出现红肿、水疱、疼痛等过量反应,应停止增加,或在原剂量基础上减少1/3~1/2,或暂时终止照射。

(5)关机:照射完成后,机器会发出警示音,待病人离开后立即关掉电源。

五、日常维护

(1)保持室内清洁,经常擦拭灯管灰尘,以保证光源输出。

(2)每3个月由生产厂商测量灯管的辐射功率,并及时校正。

(3)当灯管使用>1000小时,或辐射功率衰减至影响治疗,应及时更换。

第二十节　点刺试验

一、适应证

(1)各型荨麻疹。

(2)特应性皮炎。

(3)过敏性鼻炎、哮喘。

二、操作步骤

(1)核对医嘱,询问家长患儿用药情况及有无过敏史,令患儿面对操作者,伸出一只手的前臂曲侧,局部消毒。

(2)将1滴变应原溶液滴在前臂曲侧皮肤上,间距2cm以上,然后将点刺针垂直放在变应原液滴中,仅用示指顶住针尾,向下轻压刺破皮肤,一秒钟后将针提起。

(3)2~3分钟后将臂上变应原液滴轻轻擦干,15~20分钟时观察皮肤反应。

三、结果判断

(1)阳性对照液皮肤试验应呈阳性反应,如为阴性反应,说明变应原皮试结果不可靠,如阴性对照出现风团和红晕反应,变应原呈同样的阳性反应也不具有临床意义

(2)以阳性对照的风团为标准,小于等于风团的平均直径的三分之一,为"+",小于等于风团平均直径的三分之二,为"++",等于风团平均直径,为"+++",大于风团平均直径,为"++++"。

四、注意事项

(1)在进行操作时点刺针垂直刺破皮肤时,注意不可用力过猛,以防出血而影响皮肤反应的结果。

(2)宜在基本不临床表现时进行,应设生理盐水及组胺液做阴性及阳性对照。

(3)结果为阴性时,应继续观察3~4天,如必要3~4周后重复试验。

(4)有过敏性休克史者禁止进行点刺试验。

(5)应准备肾上腺素注射液,以抢救可能发生的过敏性休克。

(6)检查前3天应停用抗组胺药物。

(7)妊娠期金洋避免检查。

第二十一节　气管插管技术

一、物品准备

喉镜、气管导管、负压吸引装置、胶布、牙垫,人工鼻、10ml 注射器、送管钳、导管芯。

1.气管导管型号选择

计算公式:ID = 年龄/4 + 4.0

每一次气管插管物品准备过程中,除准备预估型号导管外,还需同时准备相邻型号导管各一根。

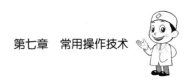

2. 气管导管深度的确认

计算公式:公式1:经口插管的深度(cm) = 12 + (岁÷2)

公式2:经鼻插管的深度(cm) = 15 + (岁÷2)

第一种方法:直式喉镜下将导管插入声门后,再继续将导管插入声带后2～3cm,记下导管的深度。有些导管远端 留有黑线作标记,将导管的黑线置于声带水平。

第二种方法:对于大多数气道解剖正常的小儿,如果所用导管的型号恰当,导管放置的深度(厘米)应为导管内径数值的3倍。

二、气管导管位置的确定

胸廓起伏活动,双侧均匀一致;双侧呼吸音对称(双侧腋窝和双肺尖),左腋下可闻及呼吸音;无胃胀气,上腹部无气流声;以及出现特征性呼气末二氧化碳波形;呼气时导管近端可以观察到水雾。

注意:很小的婴儿的呼吸音可传导至胸壁和上腹部,故听诊判断导管位置并不十分可靠。

三、颈部活动对导管位置的影响

颈部屈曲可导致气管导管向气管隆突方向移动;颈部伸展可导致气管导管向声门移动;颈部旋转可使导管向声门移动,但移动的幅度小于颈部伸展。

(1)插管时头位:病人取仰卧,肩下可垫薄枕,头后仰,嘴可自动微微张开。

(2)喉镜和插管操作法:麻醉者站在病人的头端,升高手术床以使病人的头位相当于麻醉者的剑突水平。

喉镜显露声门与插入气管导管:必须掌握循序渐进、逐步深入的原则,以看清楚下列三个解剖标志为准则:第一标志为悬雍垂;第二标志为会厌的游离边缘;第三标志为双侧勺状软骨突的间隙。看到第三标志后,上提喉镜,即可看到声门裂隙;若一时仍看不到第三标志或声门,可请助手在甲状软骨部位向下作适当按压,往往有助于看到第三标志及声门。

弯形喉镜片的着力点:应正确掌握着力点在喉镜片的顶端,并用上提喉镜的力量来达到显露声门的目的。切忌以上门齿作为喉镜片的着力点,用撬的力量去显露声门,否则极易造成门齿损伤脱落。

直型喉镜片的着力点:看到会厌边缘后应继续稍推进喉镜,使其顶端越过会厌的喉侧面,然后上提喉镜,以挑起会厌的方式显露声门。

右手以握毛笔式手势持气管导管,斜口端对准声门裂,将导管轻柔地插过声门进

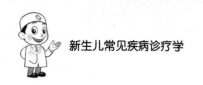

入气管。此时应强调在直视下缓缓推入导管；如果有导管芯，在导管斜口进入声门 1cm 时，要及时抽出。

导管插入气管后，必要时立即塞入牙垫，然后退出喉镜，必要时套充气囊，证实导管确在气管内后，固定气管导管（与牙垫）。

第二十二节 静脉复合 + 部位麻醉术技术

由于小儿配合性差，几乎所有的部位麻醉均需在静脉复合麻醉（监测、镇静麻醉）下施行。

（1）方案：推荐常规用药方案为：咪达唑仑 0.05 ~ 0.1mg/kg（以总量不超过 2mg 为宜）、长托宁 0.01 ~ 0.02mg/kg、舒芬太尼 0.1 ~ 0.2μg/kg（或芬太尼 1 ~ 2μg/kg）、丙泊酚 2 ~ 3mg/kg 依次静脉缓慢推注。

（2）患儿入睡后摆放体位，注意保持呼吸道通畅，给予面罩吸入氧气。

（3）术中持续给予丙泊酚 3 ~ 6mg/kg.h 静脉泵注维持镇静。

（4）镇痛不全时可予以追加舒芬太尼 0.1 ~ 0.2μg/kg（或芬太尼 1 ~ 2μg/kg），同时密切注意是否发生呼吸抑制。

（5）无论麻醉、手术时间长短，实施此类麻醉访视时，应妥善准备好所有全身麻醉物品，包括麻醉机、药品、喉镜、各种型号气管导管、吸引器等。

（6）若部位麻醉失败，不应盲目追加镇痛药或其他全身麻醉剂，应果断做出决定，改行气管插管全身麻醉，以策安全。

（7）手术结束后，送复苏室，至患儿完全恢复意识状态，达到相应标准后再回病房。

第二十三节 椎管内麻醉技术

由于儿科病人合作程度差，一般情况下，小儿的椎管内麻醉应在完善的静脉复合麻醉（监测下镇静、镇痛）下施行，操作过程中，需有护士或麻醉助手协助患儿保持适当体位，需妥善连接监护仪器，密切注意生命体征变化，随时注意上呼吸道畅通情况，时刻警惕胃内容物返流、误吸发生。

一、硬膜外阻滞

1.适应证

中下腹部、下肢、肛门会阴部位手术,上腹部手术推荐采用气管插管全身麻醉,必要时可性硬膜外阻滞联合全身麻醉。

2.禁忌证

(1)绝对禁忌证:患儿及家属强烈拒绝、穿刺部位皮肤感染、严重脊柱解剖异常或外伤、中枢神经系统感染性疾病、明显凝血功能异常、低血容量未纠正。

(2)相对禁忌证:急腹症腹胀明显者、饱胃患儿、接受抗凝治疗者、其他体位摆放苦难者。

3.实施过程

(1)静脉复合麻醉诱导:推荐咪达唑仑 0.05~0.1mg/kg(以总量不超过 2mg 为宜)、长托宁 0.1~0.2mg/kg、舒芬太尼 0.1~0.2μg/kg(或芬太尼 1~2μg/kg)、丙泊酚 2~3mg/kg 依次静脉缓慢推注。患儿入睡后摆放体位,注意保持呼吸道通畅,给予面罩吸入氧气。

(2)打开无菌穿刺包,戴手套,用5%含碘消毒剂消毒皮肤3次,铺无菌巾。

(3)用0.5%~1%浓度的利多卡因溶液对皮肤至黄韧带全层局部麻醉。

(4)行硬膜外穿刺,至针尖进入椎间隙,拔出针芯,接玻璃注射器进行压力试验。

(5)针尖进入硬膜外隙,阻力消失,回吸无血液、脑脊液后置入硬膜外导管,置入深度以 2~3cm 为宜。行负压试验。

(6)妥善固定硬膜外导管,患儿取平卧位,依次给予试验剂量和首剂局部麻醉药。

(7)术中严密监护患儿生命体征变化,根据手术进行状态按时追加跟踪剂量。手术结束后拔出硬膜外导管,仔细观察局部有无出血,导管尖端是否完整。

二、骶管阻滞

1.适应证

下肢、肛门、会阴手术,部分3岁以内患儿的下腹部手术。

2.禁忌证

上腹部手术,穿刺部位有感染、肿瘤,脊柱裂或脊膜膨出,严重脊柱畸形以及其他体位放置困难者。

3.实施过程

(1)参照硬膜外阻滞过程实施镇静、镇痛,根据具体情况,也可采用面罩吸入七氟烷镇静后实施。

（2）在麻醉助手或护士协助下将患儿置于左侧卧位，曲膝曲背，头略后仰，面罩吸入氧气。

（3）打开专用穿刺包，戴无菌手套，消毒、铺无菌巾。

（4）根据患儿年龄、体重及发育情况配制局部麻醉药。

（5）以左手拇指仔细探查、感觉患儿骶裂空位置，右手持配好局部麻醉药的注射器，在两骶岬夹角顶端位置垂直刺入，进入骶管腔后可有明显落空感，回吸无血液、脑脊液后将局麻药缓慢注入。对于年龄较大的患儿，有时可能需将穿刺针尖略偏向头侧方向，方能成功。

（6）患儿取平卧位，仔细观察生命体征状态，确定无异常后方可安置手术体位。

第二十四节　臂丛神经组织技术

小儿臂丛神经阻滞一般需在静脉复合麻醉（监测下镇静、镇痛）下施行。

（1）准备臂丛神经阻滞所需物品：神经刺激仪、穿刺针、专用穿刺包、药品等。

（2）参照硬膜外阻滞方法行静脉复合麻醉诱导，注意给药速率，观察有无呼吸抑制出现。妥善连接监护设备，监护生命体征。

（3）对穿刺点进行体表定位，以手术侧锁骨上 1cm、前中斜角肌间隙为穿刺点，必要时，可采用神经刺激仪经皮刺激电极，以 5mA 电流试探，能引起臂丛神经支配区肌肉明显收缩为穿刺点。

（4）打开无菌穿刺包，戴无菌手套，消毒铺巾，配制局部麻醉药液。助手协助连接刺激电极和导线，将刺激电流置于 1mA 强度。

（5）穿刺者以左手食指或中指定位穿刺点，右手呈握笔状执穿刺针垂直皮肤刺入，出现同侧臂丛神经支配区肌肉收缩跳动为针尖接近臂丛神经的标志。助手逐渐调低刺激电流至 0.4mA，仍有明显肌肉收缩表明针尖位置良好，尤其以手指呈屈曲状、跳动性收缩为最佳。回吸无血液、气体、脑脊液等，缓慢注入局部麻醉药，注药过程中应反复回吸。

（6）若逐渐调低刺激电流过程中，肌肉收缩反应消失，表明穿刺针尖位置不佳，应在局部适当进行调整；若刺激电流低于 0.2mA，仍可观察到显著肌肉收缩，表明针尖可能直入神经干，此时应将穿刺针略微退回少许。

（7）若反复试探均未获得明显肌肉收缩反应，可尝试将穿刺针尖略偏向足侧试探，但切忌控制深度，以免刺破胸膜顶。

（8）臂丛神经组织全程中应严密监测生命体征，时刻警惕并发症发生。

第二十五节　中心静脉穿刺技术

一、适应证

术中需行中心静脉压监测；预计术中出血量大需快速输血补液者；术后需继续行胃肠道外营养支持者；无法通过外周静脉建立通道者；术后需长期给予刺激性化学药物者；其他通过会诊确定的特殊需求者。

二、禁忌证

局部皮肤感染；穿刺点局部严重解剖或血管畸形；患儿及家长坚决拒绝者；

（一）颈内静脉穿刺置管

推荐采用右侧颈内静脉穿刺。

（1）手术患儿中心静脉穿刺应在全身麻醉诱导完成后进行，非手术患儿应给予静脉复合麻醉诱导，妥善连接监护仪监测生命体征。

（2）患儿平卧，肩下垫高，头偏向左侧，充分显露右侧颈部。调整手术台呈15o头低角高位。

（3）确定体表穿刺点。前路穿刺点位于胸锁乳突肌中段前缘，相当于环状软骨水平；中路穿刺点位于胸锁乳突肌两头之间。先通过手指触诊明确动脉波动位置，静脉位于动脉外侧0.5～1cm。

（4）打开无菌包，戴无菌手套，消毒铺巾。注射器内抽2ml肝素生理盐水（每毫升生理盐水含肝素2～4单位），妥善连接穿刺针。

（5）左手食、中两指确定颈内动脉搏动位置，右手持注射器穿刺，针尖朝向同侧乳头方向，与颈部皮肤呈15o～30o夹角进针，边进针边回吸，见暗红色静脉血回流，表明针尖已成功进入颈内静脉。注意穿刺针切勿进入过深，以免伤及肺尖或进入胸腔。注意判断动静脉，插管过程中需注意回血的颜色及观察穿刺针头后针柄的乳头处是否有血液搏动。如不能判定是否误入动脉，可将穿刺抽取的血液查血气分析。此外，可与压力换能器或自由流动的静脉输液袋相连后可通过压力来判定。误穿动脉则退针压迫 5 ~ 15 分钟。

(6)将导引钢丝从穿刺针内部置入,至尖端进入上腔静脉。钢丝置入过程中,助手应协助观察心电图,如出现心电图改变,表明钢丝置入过深,已进入心脏,应缓慢退出少许。

(7)拔出穿刺针,将皮肤扩张器沿导引钢丝置入,顺穿刺方向扩张皮肤及皮下组织,拔出皮肤扩张器。

(8)将中心静脉导管沿导引钢丝置入,拔出导引钢丝,冲洗导管,妥善缝合、固定。

(9)颈内静脉置管深度参考:身高不足 100cm 者,置管深度(cm) = 身高分米数 - 1;身高超过 100cm 者,置管深度(cm) = 身高分米数 - 2。此外,也可按照以下表格确定置入深度(实际操作过程中,还应结合患儿提醒、身高、颈部长度等因素综合考虑,必要时通过 X 光透视或超声影像协助确定导管正确位置)。

(二)股静脉穿刺置管

股静脉穿刺置管适用于颈内静脉穿刺失败、颈内静脉穿刺禁忌以及其他不适合以颈内静脉作为首选穿刺点的情况:如头、面、颈部手术等。操作步骤如下(以右侧为例):

(1)患儿实行静脉复合麻醉诱导,妥善连接监护仪,穿刺全程密切监护生命体征。

(2)病人仰卧位,右侧臀部略垫高,右侧髋关节外旋外展45°,膝稍曲,充分显露右侧腹股沟区。

(3)穿刺点体表定位:在腹股沟韧带中点下方 1 ~ 2cm 处,仔细触诊,寻找股动脉最强点,其内侧 0.5cm 处为穿刺进针点。

(4)打开无菌包,戴无菌手套、消毒、铺巾。玻璃空针内抽吸肝素盐水 2ml,连接穿刺针。

(5)左手食、中指定位,右手执穿刺针刺入,与皮肤呈 30o ~ 45°角,沿肚脐方向进针,边进针边回抽。

(6)见暗红色静脉血涌出,表明针尖进入股静脉。反复回吸注入通畅后,左手固定穿刺针,右手持导丝推送架置入导丝。

(7)固定导丝,退出穿刺针,沿导丝置入血管鞘,扩张穿刺通道后退出。

(8)沿导丝置入中心静脉导管,退出导丝。

(9)用低浓度肝素液冲洗导管(先回抽血液,排尽空气),连接输液系统或肝素帽,妥善缝合固定导管。

(10)若局部有微小渗血,可给予压迫止血 24 小时(建议选用日用袋装食盐

500g）。

（11）术后嘱严密观测穿刺点漏液、渗血情况，随访肾脏功能，必要时性超声影像检查，确定导管是否堵塞深静脉开口。

第二十六节　输血技术

术中输血需严格掌握适应证，合理遵循"循证原则"，积极实施成分输血，缺什么、输什么，适当欠量输血。

（一）浓缩红细胞

用于需要提高血液携氧能力，血容量基本正常或低血容量已被纠正的患者。低血容量患者可配晶体液或胶体液应用。血红蛋白浓度 $>100g/L$，一般不考虑输血；血红蛋白浓度 $<70g/L$，应考虑输；血红蛋白浓度在 $70\sim100g/L$ 之间，应根据继续失血的情况、手术进行的程度、患儿基本身体状况、心肺代偿功能以及循环动力学状态，综合考虑是否给予血液或血液制品。

（二）血小板

1. 适应证

①各种不同原因引起的血小板计数低于 $2.0\times10^9/L$，伴有严重出血者；②血小板计数不低，但功能异常所至严重出血者；③大量输血所致的血小板稀释性减少（血小板计数低于 $5.0\times10^9/L$ 伴有严重出血者）。要求 ABO 血型相合，一次足量输注。

2. 输注血小板的种类

（1）浓缩血小板：采集：我国目前规定手工法由 200ml 全血制备的浓缩血小板为 1 个单位，不含保存液的容量为 $25\sim30ml$，需要加入保存液者容量为 $50\sim70ml$，所含血小板数应 $\geq2.4\times10^{10}$，红细胞混入量 $\leq1.0\times10^9$。机采的血小板 1 个单位（袋）为 1 个治疗量，所含血小板数 $\geq2.5\times10^{11}$ 个，相当于 10 个单位手工采血小板。机采的血小板纯度高，外观半透明，橙黄色，混入的白细胞和红细胞极少。

保存：在 $22\pm2℃$ 振荡条件下可保存 24 小时，4℃ 保存有害。特制的血小板保存袋在 $22\pm2℃$ 振荡条件下可保存 5 天。

剂量及用法：剂量视病情而定，用输血器输注。一般每平方米体表面积输入血小板数 1.0×10^{11} 个可使输注后 1 小时的外周血小板数增高约 $1.0\times10^9/L$。儿童每

10kg 体重要输手工法制备的血小板 2 个单位;

（2）注意事项：①输注前要轻摇血袋，混匀；②因故未及时输用要在室温下放置，不能放冰箱；③以患者可以耐受的最快速度输入，以便迅速达到止血；④要求 ABO 同型输注；⑤Rh 阴性患者要输注 Rh 阴性血小板；⑥如患者有脾肿大、感染、弥散性血管内凝血检验地带网等非免疫因素存在，输注剂量要适当加大。

（3）特制血小板：移除大部分血浆的血小板：该制品适用于不能耐受过多液体的儿童及心功能不全患者，也用于对血浆过敏者。

（4）洗涤血小板：适用于对血浆蛋白高度过敏者。

（5）少白细胞血小板：主要用于有 HLA 抗体者。

（6）辐照血小板：是用于有严重免疫损害的患者，以预防 TA－GBHD。

（7）冰冻血小板：主要用于自体血小板的冻存，属自体输血范畴。

（三）新鲜冰冻血浆（FFP）

（1）用于凝血因子缺乏的患者。

（2）PT 或 APTT > 正常 1.5 倍，创面弥漫性渗血。

（3）患者急性大出血输入大量库存全血或浓缩红细胞后（出血量或输血量相当于患者自身血容量）。

（4）病史或临床过程表现有先天性或获得性凝血功能障碍。

（5）紧急对抗华法令的抗凝血作用（FFP：5－8ml/kg）。

（四）全血

用于急性大量血液丢失可能出现低血容量休克的患者，或患者存在持续活动性出血，估计失血量超过自身血容量的 30%。回输自体全血不受本指征限制，根据患者血容量决定。

（五）血液及血液制品使用注意事项

（1）红细胞的主要功能是携带氧到机体的组织细胞。贫血及血容量不足都会影响机体氧输送，但这两者的生理影响是不一样的。失血达总血容量 30% 才会有明显的低血容量表现，年轻体健的患者补充足够液体（晶体液或胶体液）就可以完全纠正其失血造成的血容量不足。全血或血浆不宜用作扩容剂。血容量补足之后，输血目的是提高血液的携氧能力，首选红细胞制品。晶体液或并用胶体液扩容，结合红细胞输注，也适用于大量输血。

（2）无器官器质性病变的患者，只要血容量正常，红细胞压积达 0.20（血红蛋白 >

60g/L)的贫血不会影响组织氧合。急性贫血患者,动脉血氧含量的降低可以被心输出量的增加及氧离曲线右移而代偿。当然,心肺功能不全和代谢率增高的患者应保持血红蛋白浓度>100g/L以保证足够的氧输送。

（3）手术患者在血小板>50×109/L时,一般不会发生出血增多。血小板功能低下（如继发于术前阿斯匹林治疗）对出血的影响比血小板计数更重要。手术类型和范围、出血速率、控制出血的能力、出血所到后果的大小以及影响血小板功能的相关因素（如体外循环、肾衰、严重肝病用药）等,都是决定是否输出血小板的指征。分娩妇女血小板可能会低于50×109/L（妊娠性血小板减少）而不一定输血小板。因输血小板后的峰值决定其效果,缓慢输入的效果较差,所以输血小板时应快速输注,并一次性足量使用。

（4）只要纤维蛋白原浓度大于0.8/L即使凝血因子只有正常的30%,凝血功能仍可维持正常。即患者血液置换量达全身血液总量,实际上还会有三分之一自体成分（凝血因子）保留在体内,仍然有足够的凝血功能。应当注意,休克没有得到及时纠正,可导致消耗性凝血障碍。FFP的使用,必须达到10~15ml/kg,才能有效。禁止用FFP作为扩容剂,禁止用FFP促进伤口愈合。

第二十七节　术中控制性低血压技术

术中控制性低血压,是指在全身麻醉手术期间,在保证重要脏器氧供情况下,人为地将平均动脉压降低到一定水平,使手术野出血量随血压的降低而相应减少,避免输血或使输血需要量降低,并使野清晰,有利于手术操作,提高手术精确性,缩短手术时间。

（1）术中控制性低血压主要应用于:①血供丰富区域的手术,如头颈部、盆腔手术;②血管手术,如主动脉瘤、动脉导管未闭、颅内血管畸形;③创面较大且出血可能难以控制的手术,如癌症根治、髋臼成型术、脊柱侧弯矫正、巨大脑膜瘤、颅颌面整形;④区域狭小的精细手术,如中耳成形、腭咽成形。

（2）术中控制性低血压技术的实施具有较大的难度,麻醉医师对该技术不熟悉时应视为绝对禁忌。对有明显机体、器官、组织氧运输降低的患者,或重要器官严重功能不全的患者,应仔细布量术中控制性低血压的利弊后再酌情使用。

（3）实施术中控制性低血压应尽可能采用扩张血管的方法,避免抑制心肌功能、降低心输出量。

（4）术中控制性低血压时,必须进行实时监测,内容包括:动脉血压、心电图、呼气末 CO_2、脉搏、血氧饱和度、尿量。对出血量较多的患者还应测定中心静脉压、血电解质、红细胞压积等。

（5）术中控制性低血压水平的"安全限"在患者之间有较大的个体差异,应根据患者的术前基础血压、重要器官功能状况、手术创面出血溶血状况来确定该患者最适低血压水平及降压时间。

注:组织灌流量主要随血压和血管内径的变化而变化,血压降低,灌流量也降低。如果组织血管内径增加,尽管灌注压下降。组织准流量可以不变甚至增加。理论上,只要保证毛细血管前血压大于临界闭合压,就可保证组织的血流灌注。器官对血流的自有调节能力在一定血压范围内发挥作用,不同的器官发挥自身调节血流作用的血压范围亦不同。手术创面的血流灌注降低、出血量减少时,重要器官血管仍具有较强的自主调节能力,维持足够的组织血供。另一方面,器官血压的自身调节低限并不是该器官缺血阈,器官组织丧失自身调节血流能力的最低压高于该组织缺血的临界血压。所以,如果术中控制性低血压应用正确,则可以安全有效地发挥他减少出血、改善手术视野的优点。

第二十八节　危重病人抢救及基础生命支持技术

一、原则

（1）抢救时要镇静有序,认真负责,做到"三及时"（及时抢救、及时诊断、及时治疗）。

（2）在抢救的同时,要及时向上级医师或领导汇报病情,以便统一协调、组织抢救力量,并向病人及家属说明病情,取得病人及家属的配合。

（3）各类抢救药品、器材、氧气等配备齐全,定位放置,运转正常。

（4）及时和有关医院或其他科室联系,以配合诊断、治疗和抢救。

二、基本生命支持指南

1. 呼吸心跳骤停的诊断

心跳骤停的心电图表现有三种类型:心室颤动,最多见;心脏停搏;心电－机械分离。快速诊断标准如下：

(1)意识消失。

(2)大动脉搏动消失。

(3)呼吸停止。

(4)瞳孔散大,对光反射消失。

(5)皮肤、黏膜苍白,手术视野血色变暗变紫。

2.心跳骤停后果

心脏停止活动3秒患者出现头晕;心脏停止活动10~20秒出现晕厥;心脏停止活动40秒出现惊厥;心脏停止活动30~45秒出现瞳孔散大;心脏停止活动60秒出现呼吸停止,大小便失禁;心脏停止活动4~6分钟,脑细胞出现不可逆性损害;心脏停止活动10分钟,脑细胞死亡。

3.基本生命支持

(1)建立人工循环:胸外心脏按压;可用双手或单手法,双臂伸直,腰部用力,以手掌根部置于胸骨中下1/3交界处,带有冲击力的向下按压。对于婴儿可采用环抱法(两手掌托起肩背部,两手拇指指腹并拢按压胸骨中下1/3交界处),或用指压法(以食、中两指或中、示两指按压胸骨中下1/3交界处)。

按压的深度:婴儿大约4cm(至少1/3胸廓前后径),较大儿童大约5cm(至少1/3胸廓前后径),成人至少5cm。

按压频率:无论成人、儿童,每分钟至少有效按压100次以上,单人复苏时,按压与通气比例为30:2;双人复苏时,按压与通气比例为15:2。在无条件时,也可仅行胸外心脏按压,不行人工通气。

胸外心脏按压开始后,至少实施5个循环才可暂停检查恢复情况,检查中断时间不应长于10秒。

体外除颤后应立即实施5个循环后再检查心脏恢复情况,若心脏未复跳,中断时间不应长于10秒。

胸外按压有效的指征:能触摸到颈动脉及其他大动脉搏动;可测到血压;皮肤、口唇颜色转为红润;自主呼吸恢复;瞳孔逐渐缩小;眼睑反射恢复;下颌、四肢肌张力恢复。

(2)开放气道:清除呼吸道异物或分泌物;处理舌后坠;维持呼吸道通畅。若中断胸外心脏按压检查气道情况,中断时间不应大于10秒。

(3)建立人工通气:口对口人工呼吸;口对鼻出气;简易人工呼吸器(由呼吸囊、单向活瓣、面罩组成）。全麻状态下,这一步已省略。为免影响胸外心脏按压效果,可适当减慢机械通气频率和气道压力,推荐机械通气频率 8~10 次/min。

第二十九节　麻醉复苏室日常工作技术

（1）按时到岗,着装整齐。

（2）调整各种设备设施处于"待用"状态:开启监护仪和呼吸机电源,检查设备运转是否正常,设置声光报警;连接供氧、中心吸引设备;配制常用急救药物并做好标签（丙泊酚、阿托品、肾上腺素）;检查、准备紧急气管插管设备及用具;

（3）了解当日手术量及种类,预计患儿流量及高峰时段,做出相应预案。

（4）患儿进入复苏室:安排床位→面罩给氧→连接监护仪测定 ECG、NBP→与麻醉医师床旁交班→填写监护记录、登记资料。患儿达到解除复苏标准后,完善相应病案记录,整理患儿随身物品,与护送工人一道将患儿送回病房,与病房接班护士床旁交接。整理复苏单元,更换耗材,使复苏床单元重新处于"备用"状态。

（5）PACU 患儿监护观察指标和项目:

①患儿生命体征:HR、PR、RR、ECG、BP、意识、瞳孔、体温（必要时）。

②呼吸系统:呼吸的频率、节律,有无呼吸困难及三凹征,分泌物情况,口唇皮肤颜色是否红润,是否存在上呼吸道梗阻或喉痉挛及其危险因素。

③循环系统:心电图频率、节律、波形是否正常,心脏听诊,末梢循环状况,尿量是否正常等。

④伤口情况:敷料固定情况、渗液渗血情况、疼痛情况。

⑤患儿苏醒后有无恶性、呕吐、剧烈疼痛、视觉异常、情绪烦躁等表现,有无腹部压通、反跳痛、腹胀、肌紧张等。

⑥各种留置管道情况:输液通道:通畅、固定,液体速度、量和类;胃管:通畅、固定、深度,引流液的量色性状等;尿管:通畅、固定、尿量/色/性,有无漏尿、尿胀/痛;T 管:通畅、固定、量/色/性;腹腔引流管:通畅、固定、量/色/性;胸腔引流管:密闭、通畅、固定、量/色/性;脑室/创腔引流管:引流瓶位置、通畅、固定、量/色/性。

⑦患儿体位:麻醉未醒患儿平卧,头偏向一侧,患儿肩部适当垫高,保持呼吸道通畅。患儿完全苏醒后一般取平卧位,合作欠佳患儿也适当取自动体位,但要严防坠床与碰伤。

⑧患儿安全护理:烦躁、带气管插管导管患儿必须保护性约束。

(6)监护记录:①客观、真实、准确记录,用词准确,字迹清晰,无涂改。②生命体征记录频率:病情平稳患儿间隔5分钟记录,抢救患儿随时记录。

(7)工作结束,整理麻醉复苏室物品,关闭所有电源、气源、水源。

第三十节 困难气道处理技术

一、定义和分类

1.困难气道的定义

(1)困难气道,是经过正规训练的麻醉医师在行面罩通气和(或)气道插管时遇到了困难。

(2)困难气管插管,即经过正规训练的麻醉医师使用常规喉镜正确地进行气管插管时,操作在4次以上或需时10min以上者仍不能完成为插管困难。

(3)面罩通气困难,即一个麻醉医师在无他人帮助的情况下不能维持正常的氧和(或)合适的通气。

2.根据气道困难发生的类型分类

(1)急症气道:一般指通气困难同时插管也很困难的十分危急的病人,需要采取特别紧急的措施打开气道,并建立通气,通气困难往往发在诱导后。

(2)非急症气道:病人能维持自主呼吸或在面罩辅助下能维持正常的通气和氧和,但插管困难,此种困难气道的处理比较从容,允许选择其他的插管方法完成气管内插管。根据术前估计分为:

①已经确定或者预料的困难气道。

②未能预料的困难气道:术前估计未能发现气道问题和未作术前检查而常归诱导,诱导后发生了困难气道,这是产生急症气道的常见原因。

二、评估

(1)术前访视:术前访视需重点了解患者既往有无困难气管插管等情况。如患者曾有过困难气管插管病史,应特别注意以下四个重要问题:①气管插管的困难程度及所采用的解决办法。②直接喉镜操作期间患者的体位。③气管插管所用的器械。④操作者对患者既往所采用的气管插管方法是否熟悉。

（2）体格检查:良好训练的麻醉医师多半能一眼发现潜在的困难气管插管。短粗、肌肉发达和组织臃肿的颈部常可导致直接喉镜操作和声门显露困难。病态肥胖,因鼻道和声门周围区域有过多的组织可累及呼吸道,可阻挡在清醒和麻醉状态下行直接喉镜操作时的视野及接近声门口的径路。下颌短小、门齿前突,颈部肿物,疤痕挛缩,气管移位等。下颌骨在颞下颌关节处的活动度;头部在寰枕关节处的活动度;颈部的长度、周径和肌肉发达的程度;腭的大小和形状;下颌骨与面部大小的比例;上颌牙与下颌牙的咬合情况等,并目测其至颏凸和下颌角的大致距离。体检指标包括:

（3）开口度:张口度小于3cm示气管插管操作困难;小于1.5cm则无法用直接喉镜进行气管插管。

（4）牙列:上切牙突出在直接喉镜显露和气管插管操作期间可影响插管操作。

（5）下颌骨活动度。

（6）舌咽部结构:即马兰帕蒂分级(Mallampati)。

（7）寰枕关节伸展度:患者枕寰关节的仰伸度分级:Ⅰ级:伸展度无降低;Ⅱ级:降低1/3;Ⅲ级:降低2/3;Ⅳ级:伸展度完全消失。

（8）下颌间隙:测量甲－颏间距和下颌骨水平支的长度,正常成年人喉前下颌骨内面和舌骨之间的空间平均至少应能达到两指以上。

（9）影像学检查。

（10）喉镜检查,喉镜下所见到的喉部视野:Ⅰ级:能看到声带;Ⅱ级:仅能看到部分声带;Ⅲ级:仅能看到会厌;Ⅳ级:看不到会厌。局麻下喉镜暴露。

第三十一节　日常麻醉工作技术

一、术前访视

严格执行术前访视制度。

二、麻醉前准备

住院医师必须按时到达手术室进行麻醉前准备工作。麻醉科医师在任何地点实施任何麻醉(包括局麻镇静监测),应在每次麻醉前按下列顺序依次完成麻醉前准备工作:

（1）住院医师入室后首先核对病人基本情况,包括:病室、床号、姓名、性别、年龄、手术名称、病房主管医师，必须确定病人身份无误。对紧张不能自控的病人可于监护设施与病人连接好后，经静脉滴注少量镇静药。检查病人有无将假牙、助听器、人造眼球、隐性镜片、首饰、手表等物品带入手术室，明确有无缺牙或松动牙，并做好记录。

（2）连通各监护设备、麻醉机电源。

（3）依次接好并监测脉搏血氧饱和度、心电图、无创血压，必须调出心率或脉搏的声音。记录病人入室后首次心率、血压、未吸氧时血氧饱和度及呼吸频率。

（4）设置报警值。

（5）最后一次核实病人，包括：①手术当日的体温脉搏；②术前用药的执行情况及效果；③最后一次进食进饮的时间、内容和数量；④已静脉输入的液体种类和数量；⑤最近一次实验室检查结果；⑥手术及麻醉同意书的签署意见。此外，还应根据病情及手术需要，开放合适的静脉通路。无特别原因的病人应将静脉通道建立在上肢。

（6）检查麻醉车内的药品及物资，插管喉镜是否电源充足。如果药品消耗后未补足，应查对处方，并予以记录。

（7）检查麻醉机：检查麻醉机的气源、电源，呼吸回路有无漏气、钠石灰是否失效。设置呼吸机通气模式、呼吸频率、压力限制，设置潮气量、分钟通气量及其报警界限。准备好呼吸急救管理器械（简易呼吸囊等）和检查急救药品是否齐备，以备紧急时使用。实施所有的麻醉和镇静前必须准备麻醉机。

三、麻醉机检查程序

麻醉机的准备一定要从上到下，从左到右逐项检查。以 Ohmeda7900 麻醉呼吸机为例：

设定潮气量（如 10 ~ 15ml/kg），如使用限压通气，压力限制一般先设定为 15 ~ 20cmH$_2$O，一般不应超过 40cmH$_2$O。

设定呼吸频率（12 ~ 40 次/分）。

设定吸：呼比（1:1.5 ~ 2.5）。

选定通气模式（容量控制或压力控制）。

检查吸入麻醉药挥发罐是否有药。

根据病人具体情况设定潮气量、每分通气量、气道压报警上下限（一般为预定目标值的 ±30%，如设计潮气量为 500ml，呼吸频率为 10 次时，潮气量报警下限定为 350ml，上限为 650ml，呼吸分钟通气量报警下限 3.5L，上限为 6.5L）。

打开麻醉机电源，应有低氧压报警。打开中心氧气，低氧压报警消失。

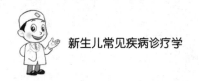

检查 O_2 流量表。旋钮开至最大时, O_2 流量应能大于 10L/min, 旋钮关至最小时 O_2 流量应 >150L/min。确认 O_2 笑气的联动装置工作正常。

检查快冲氧是否工作。检查快充氧后氧压表应回升至 0.4 或更高。

检查钠石灰罐。如发现钠石灰失效(变为紫色或蓝)应及时更换;作神经外科麻醉的住院医师更应特别注意钠石灰的使用情况。

连接螺纹管和呼吸囊。

手堵螺纹管出口, 将 O_2 流量关至最小用快充 O_2 将呼吸道压力冲至 $40cmH_2O$, 此时应有连续高压报警, 同时在 15 秒内压力应仍高于 $30cmH_2O$。

放开螺纹管出口, 开动呼吸机, 风箱上下空打, 麻醉机应有脱机报警。

手堵螺纹管出口, 用快充氧将呼吸囊充气, 检查手控通气是否有效。

选择与病人面部相匹配的面罩, 并检查面罩气垫是否充气。

对其他任何型号的麻醉机, 检查都应遵循从上到下, 从左到右的原则全面检查。

全身麻醉前, 应接好和打开吸引器。并准备:

①检查气管插管用的物品(喉镜、气管导管、牙垫、胃管、吸痰管、丝带胶布)是否齐全、合适, 确认气管插管套囊不漏气。如拟行鼻插管应准备好石蜡油、棉签、特殊固定胶布和插管钳和热水。传染病人应确认已做好相应消毒隔离处理措施。

②全身麻醉应准备好鼻温和肛温探头。

③检查麻醉药物、急救药品和注射器是否齐全, 抽吸拟用的麻醉药物和抢救药(阿托品、麻黄素或肾上腺素)。

④必要时准备一次性动、静脉穿刺用品。

⑤再次记录病人各生命体征。

硬膜外或神经阻滞麻醉的病人, 应在首次血压、脉搏心电图监测后再准备进行硬膜外穿刺, 危重病人应在建立静脉通路后才能翻动体位。操作时如果因导线干扰病人摆体位, 至少必须监测脉搏氧饱和度。

在认真地探视了病人并做好了麻醉前的准备工作后, 才能开始麻醉。临床麻醉的核心是保证接受手术或检查病人的安全和无痛苦, 病人的安全是麻醉科医师首要考虑的问题, 麻醉事故通常与低血容量、缺氧、低血压、通气不足、气道梗阻、用药过量、误吸、准备不足、观察不细或各种危象处理不当所致, 防止事故发生的重点在于防止仪器失灵和操作者的失误。所有的麻醉过程均应遵循下列管理原则:

(1)首先要强调的是在任何时间、任何地点、由任何人实施任何一种麻醉, 都必须先准备好建立人工气道、给氧、吸引、抢救药品和设备、生命体征监测。

（2）原则上必须完成上述所有准备工作并建立静脉通路后方能开始麻醉操作和给药。

（3）麻醉药物的抽吸、使用只能由麻醉科医师或麻醉护士进行，其他任何人无权进行。药物准备完成后必须在注射器或液瓶上准确标明药物的名称和浓度（如 mg/ml）。使用药物必须进行"三查七对一注意"（操作前、操作中、操作后，核对床号、姓名、药名、药物浓度、药物剂量、用法、时间，注意在用药过程中观察药效和副作用），严防错误。对使用任何药物都必须对其作用十分清楚，严禁糊涂给药。

（4）静脉通路建立之前可以进行一些麻醉操作，但不能使用任何麻醉药物和行气管插管。麻醉药物都必须在静脉通路建立后才能使用（小儿基础麻醉肌肉、直肠、口服给药除外）。

（5）整个围麻醉期至少有一名合格的麻醉科医师始终在场，严禁出现手术间内没有一名麻醉科医师的情况。

（6）严禁麻醉科医师替代手术室护士和外科医师去做由他人全权负责的有关病人重大安全的事情，如：清点纱布等。

（7）需要输血时由麻醉科医师开取血处方，应准确写明病人姓名、性别、年龄、病室、床号、住院号（以病历中原始页黑体打印号为准）、血型（以病历中化验单为准）、血量。输血前应和巡回护士仔细检查病人姓名、住院号、血型、血量、采血日期和交叉配血结果并在合血单上签字。

（8）围麻醉期严密监测，对任何报警讯号要反应及时，检查报警原因并解决之，不能消除报警声。

（9）严禁在病人手术结束、离开手术间以前收拾麻醉用品（如吸引器、螺纹管、面罩等）和抢救药品。

第三十二节　手术及创伤输血

成分输血是依据患者病情的实际需要，输入有关的血液成分；成分输血具有疗效好、副作用小、节约血液资源等优点。但输血存在一定的风险，可能发生输血不良反应及感染经血传播疾病，应严格掌握输血适应证。输血前评估包括：

（1）了解过去有无输血史，有输血史者应询问有无输血并发症或输血不良反应。

（2）了解有无先天性或获得性血液疾病。

（3）实验室指征：血红蛋白量或红细胞压积和凝血功能（包括血小板计数、PT、APTT、INR 以及血小板功能评估、血栓弹性图（TEG）、纤维蛋白原水平）等。

（4）临床症状。

（5）监测失血量（定时观察手术野并与手术医生进行交流，以评价是否存在大量的微血管渗血；采用标准方法对失血进行量化，如吸引器和纱布计量等）。

（6）重要脏器是否存在灌注或氧供不足（可采用的监测系统包括血压、心率、脉搏血氧饱和度、尿量、心电图以及超声心动图、混合静脉血氧饱和度、血乳酸和 pHi 等）。

一、红细胞

用于需要提高血液携氧能力，血容量基本正常或低血容量已被纠正的急慢性贫血和失血病人血红蛋白 > 100g/L 的患者围术期不需要输红细胞；以下情况需要输红细胞：

（1）血红蛋白 < 70g/L。

（2）术前有症状的难治性贫血患者：心功能 Ⅲ ~ Ⅳ 级，心脏病患者（充血性心力衰竭、心绞痛）及对铁剂、叶酸和维生素 B_{12} 治疗无效者。

（3）术前心肺功能不全和代谢率增高的患者（应保持血红蛋白 > 100g/L 以保证足够的氧输送）。

血红蛋白在 70 ~ 100g/L 之间，根据患者心肺代偿功能、有无代谢率增高以及年龄等因素决定是否输红细胞。

所有先心病术前备红细胞悬液，作为术中体外循环灌注预充及手术失血补充。术中同时采用血液回吸收技术。先心病术后红细胞输注指征：有活动性出血，即每小时失血量 > 血容量的 5% ~ 10%，血球压积 < 30%（儿童）或 35%（小婴儿），血色素 < 90g/L。

骨科的大型手术出血。如发育性髋脱位、脊柱侧弯、四肢近端骨折等手术，术中及术后需要维持血色素在 80g/L 以上。术中尽可能使用自体血液回收。

注：临床工作可按下述公式大约测算浓缩红细胞补充量。

红细胞补充量 =（Hct 预计 ×55× 体重 - Hct 实际测定值 ×55× 体重）/0.60。

二、血小板

用于血小板数量减少或功能异常伴异常渗血的患者。

（1）血小板计数 > 100×109/L，不需要输血小板。

（2）术前血小板计数 < 50×109/L，应考虑输注血小板（产妇血小板可能低于 50×

109/L 而不一定输注血小板）。

（3）血小板计数在（50～100）×109/L 之间，应根据是否有自发性出血或伤口渗血决定是否输血小板。

（4）如术中出现不可控性渗血，经实验室检查确定有血小板功能低下，输血小板不受上述指征的限制。

（5）血小板功能低下（如继发于术前阿斯匹林治疗）对出血的影响比血小板计数更重要。

（6）手术类型和范围、出血速率、控制出血的能力、出血所致的后果以及影响血小板功能的相关因素（如：复杂先心病手术，大动脉转位等体外循环时间长（大于 120 分）、或者需要体外循环下血管吻合、以及凝血功能异常的患儿，因术中血小板破坏、体外循环术后、DIC 或者大量输血引起的血小板减少、体温、肾衰、严重肝病）等，都是决定是否输血小板的指征。

三、新鲜冰冻血浆（FFP）

主要用于凝血因子缺乏的患者。使用 FFP 的指征：

（1）PT 或 APTT > 正常值的 1.5 倍或 INR > 2.0，创面弥漫性渗血。

（2）患者急性大出血输入大量库存全血或浓缩红细胞（出血量或输血量相当于患者自身血容量）。

（3）病史或临床过程表现有先天性或获得性凝血功能障碍，单个凝血因子缺乏的补充。

（4）紧急对抗华法令的抗凝血作用（FFP：5～8ml/kg）。

（5）巨大肿瘤手术创面大、术中渗血多、术后引流管引流的渗血量较多的患者是。

（6）大面积烧伤和大面积皮肤撕脱伤，为维持胶体渗透压，可适当放宽血浆输注指标。

（7）治疗性血浆置换术。

（8）血栓性血小板减少性紫癜。

（9）抗凝血酶Ⅲ缺乏，无抗凝血酶Ⅲ浓缩剂时，可补充 FFP。

（10）先心术后低心排综合症可适当放宽。

四、普通冰冻血浆

（1）主要用于补充稳定的凝血因子。

（2）血容量不足而血细胞比容 > 30% 时的扩容，而白蛋白无法供应可暂时补充

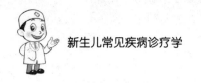

血浆。

五、冷沉淀

（1）纤维蛋白原浓度 >1.5g/L，一般不输注冷沉淀。

（2）以下情况应考虑输冷沉淀：存在严重伤口渗血且纤维蛋白原浓度小于100mg/dl；存在严重伤口渗血且已大量输血，无法及时测定纤维蛋白原浓度；甲型血友病、血管性血友病、纤维蛋白原缺乏症及凝血因子Ⅷ缺乏症患者。

（3）纤维蛋白原浓度应维持在 1.0~1.5g/L 之间，应根据伤口渗血及出血情况决定补充量。一个单位冷沉淀约含 250mg 纤维蛋白原。

若条件许可，对出血患者应先测定纤维蛋白原浓度再输注冷沉淀。

六、全血

用于急性大量血液丢失可能出现低血容量休克的患者，或患者存在持续活动性出血，估计失血量超过自身血容量的30%。

七、自身输血

自身输血可以避免输注异体血的输血反应、血源传播性疾病和免疫抑制，对一时无法获得同型血的患者也是唯一血源。

（一）贮存式自身输血

术前一定时间采集患者自身的血液进行保存，在手术期间输用。

1. 适应证

（1）只要患者一般情况好，血红蛋白 >110g/L 或红细胞压积 >0.33，择期手术，患者签署同意书，都适合贮存式自体输血。

（2）术前估计术中出血量超过自身循环血容量15%且必须输血的患者。

（3）稀有血型配血困难的患者。

（4）对输异体血产生免疫抗体的手术患者。

2. 禁忌证

（1）血红蛋白 <100g/L 的患者。

（2）有细菌性感染的患者。

（3）凝血功能异常和造血功能异常的患者。

（4）对输血可能性小的患者不需做自体贮血。

（5）对冠心病、严重主动脉瓣狭窄等心脑血管疾病及重症患者慎用。

第七章 常用操作技术

（二）注意事项

（1）按相应的血液储存条件,手术前3天完成采集血液（可一次或分多次）。

（2）每次采血不超过500ml（或自身血容量的10%）,两次采血间隔不少于3天。

（3）在采血前后可给患者铁剂、维生素C及叶酸（有条件的可应用重组人红细胞生成素）等治疗。

（三）急性等容性血液稀释（ANH）

急性等容性血液稀释一般在麻醉后、手术主要出血步骤开始前,抽取患者一定量自体血在室温下保存备用,同时输入胶体液或一定比例晶体液补充血容量,使手术出血时血液的有形成份丢失减少。待主要出血操作完成后或根据术中失血及患者情况将自身血回输给患者。

1. 适应证

（1）患者一般情况好,血红蛋白≥110g/L（红细胞压积≥0.33）,估计术中有失血量大,可以考虑进行急性等容性血液稀释。年龄不是该技术的禁忌。

（2）手术中需要降低血液粘稠度,改善微循环时也可采用。

2. 禁忌证

（1）血红蛋白<100g/L。

（2）低蛋白血症。

（3）凝血机能障碍。

（4）不具备监护条件。

（5）心肺功能不良患者。

3. 注意事项

（1）血液稀释程度,一般使红细胞压积不低于25%。

（2）术中必须密切监测患者血压、心电图、脉搏血氧饱和度、红细胞压积以及尿量的变化,必要时应监测中心静脉压。

（三）回收式自身输血

血液回收是指使用血液回收装置,将患者体腔积血、手术失血及术后引流血液进行回收、抗凝、洗涤、滤过等处理,然后回输给患者。血液回收必须采用合格的设备,回收处理的血必须达到一定的质量标准。体外循环后的机器余血应尽可能回输给患者。回收血的禁忌证如下:

（1）血液流出血管外超过6小时。

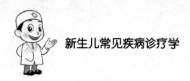

（2）怀疑流出的血液含有癌细胞。

（3）怀疑流出的血液被细菌、粪便或羊水等污染。

（4）流出的血液严重溶血。